ÉTUDE EXPÉRIMENTALE

SUR LES

ACTES MÉCANIQUES

DU VOMISSEMENT

PAR

Charles-Louis-Xavier ARNOZAN,

Docteur en médecine de la Faculté de Paris,
Interne-lauréat des hôpitaux de Paris (médaille d'argent 1878),
Ancien interne des hôpitaux de Bordeaux,
Lauréat (*ter*) de l'École de médecine de Bordeaux,
Membre de la Société clinique.

PARIS
V. ADRIEN DELAHAYE ET Cie LIBRAIRES-ÉDITEURS
PLACE DE L'ÉCOLE-DE-MÉDECINE

1879

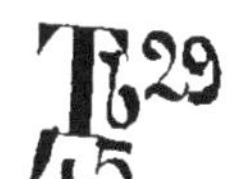

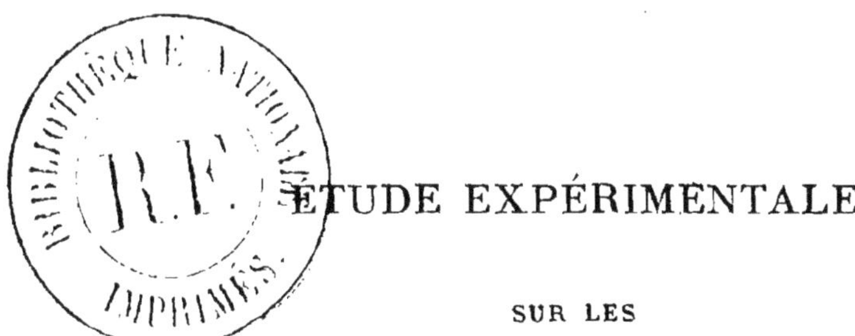

ÉTUDE EXPÉRIMENTALE

SUR LES

ACTES MÉCANIQUES DU VOMISSEMENT

ÉTUDE EXPÉRIMENTALE

SUR LES

ACTES MÉCANIQUES

DU VOMISSEMENT

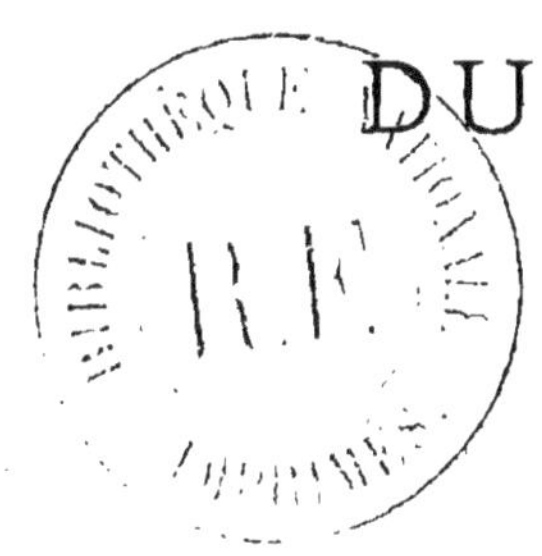

PAR

Charles-Louis-Xavier ARNOZAN,

Docteur en médecine de la Faculté de Paris,
Interne-lauréat des hôpitaux de Paris (médaille d'argent 1878),
Ancien interne des hôpitaux de Bordeaux,
Lauréat (*ter*) de l'École de médecine de Bordeaux.
Membre de la Société clinique.

PARIS

V. ADRIEN DELAHAYE ET Cᵉ LIBRAIRES-EDITEURS

PLACE DE L'ÉCOLE-DE-MÉDECINE

1879

ETUDE EXPÉRIMENTALE

SUR LES

ACTES MÉCANIQUES DU VOMISSEMENT

INTRODUCTION

Nous avions eu primitivement le projet de faire une étude complète du vomissement. Apprendre à connaître le mécanisme vrai de cet acte et l'action spéciale de chacun des agents qui s'associent pour l'accomplir, étudier les phénomènes accessoires qui l'accompagnent et les modifications dont il est l'occasion ou la cause dans les sécrétions et la circulation, déterminer la part que prend à son exécution le système nerveux par les nerfs sensibles qui transmettent l'excitation initiale dont il sera l'effet réflexe, par les centres nerveux où l'existence d'un centre du vomissement a été proposée et affirmée, rechercher l'influence des divers états du sang et la façon dont agissent les vomitifs, utiliser enfin toutes les notions ainsi acquises pour établir sur des bases précises la valeur séméiologique du vomissement, tel avait été notre but et notre plan. Le projet peut-être était trop vaste ; peut-être ne serions nous pas arrivé au terme que nous nous étions marqué. Mais sûrement nous aurions poursuivi son exécution plus loin que nous ne l'avons fait, si une circonstance imprévue ne nous avait arrêté au début même de nos recherches.

Cette étude sur les actes mécaniques du vomissement n'est donc que le premier chapitre du travail que nous avions entrepris. Plus tard, peut-être, sera-t-il suivi de ceux qui devraient l'accompagner aujourd'hui.

Je tiens à remercier M. le professeur Marey qui a mis son laboratoire à notre disposition et dont les conseils et la bienveillance ne nous ont jamais fait défaut. Je remercie aussi mon ami, M. le Dr François Franck, directeur adjoint du laboratoire, qui m'a aidé dans mes recherches après m'avoir inspiré l'idée de ce travail ; je suis heureux de lui en exprimer ici toute ma reconnaissance.

HISTORIQUE

Les expériences de Magendie marquent un progrès considérable dans l'étude du mécanisme du vomissement. Avant ce physiologiste, ce mécanisme avait été bien souvent étudié et interprété de façons différentes. Les premiers observateurs avaient simplement attribué le vomissement à la contraction convulsive de l'estomac ; en 1686, Chirac avança que cette contraction était insuffisante et montra que la part principale dans cet acte appartenait aux muscles abdominaux. Depuis lors les deux opinions rivales s'étaient partagé la science. Bayle, Sénac, Van Swieten avaient adopté les idées de Chirac ; mais l'opinion ancienne était encore défendue par Wepfer, approuvée par Haller avec quelques réserves, et proclamée par Lieutaud dans un mémoire où les théories préconçues tiennent lieu d'expériences. Le procès n'était pas encore jugé lorsqu'en 1813, dans un court mémoire présenté à l'Institut, Magendie vint prouver que le vomissement est dû à la contraction simultanée du diaphragme et des muscles de la paroi abdominale et que dans cet acte l'estomac ne joue aucun rôle important. La plus célèbre et la plus concluante de ses expériences, fut celle où, après avoir substitué chez un chien une vessie de cochon à l'estomac, il vit le vomissement survenir sous l'influence d'une injection intra-veineuse d'émétique.

Malgré la netteté de ces faits, les opinions de Magendie trouvèrent sur certains points quelques contradicteurs : I. Bourdon, Rühle, Tantini. Mais la plus grande partie des physiologistes les adoptèrent, et personne, d'ailleurs, ne songea à revendiquer pour l'estomac le rôle principal dont il avait été dépossédé aux dépens des muscles abdominaux. L'accord était presque unanime. On sembla presque se désintéresser d'une question que l'on regardait comme tranchée, comme si après avoir démontré la non-participation de l'estomac au vomissement, on n'avait plus rien à rechercher sur les temps différents de cet acte complexe qui doit non-seulement expulser du ventricule les matières qu'il renferme, mais encore leur faire parcourir l'œsophage dans une direction opposée à celle que suit le bol alimentaire, leur faire retraverser le pharynx et la bouche pour les rejeter définitivement au dehors. Aussi la plupart des expérimentateurs laissent de côté le mécanisme même du vomissement. Le mode d'action des vomitifs, la recherche des nerfs dont l'excitation provoque le vomissement, celle d'un centre bulbaire qui présiderait à la coordination de tous les mouvements nécessaires à cet acte complexe, tels sont les principaux sujets que nous voyons étudiés depuis les expériences de Magendie.

Il ne faut pas croire pourtant que l'étude du mécanisme soit délaissée d'une façon absolue. Les mouvements *supérieurs*, ceux qui disposent le pharynx et la bouche pour la réjection, ont été déterminés avec détail (Spring, Traité de symptomatologie) ; le rôle constricteur du cardia a été étudié par Schiff (1). Enfin M. Sappey (2) et plus récemment M. Lauder Brunton (3), ont recherché quelle part il convenait de faire à l'œsophage dans le vomissement.

Mais il est un point sur lequel tous les auteurs, ou du

(1) Schiff. Phys. de la digestion.
(2) Sappey. Rapport à l'Ac. de méd., 1863.
(3) L. Brunton. The practitioner, 1874.

moins presque tous, gardent le silence : c'est le rôle du thorax. Si quelques-uns cherchent à expliquer l'ascension des aliments dans l'œsophage par les contractions antipéristaltiques de ce conduit, la plupart semblent oublier que ce conduit même est logé dans une cavité où la pression varie à chaque mouvement respiratoire et subit, par le fait même de ces variations, une série d'alternatives de dilatations et de resserrements dont on doit forcément tenir compte dans l'acte du vomissement. Ces influences thoraciques aux divers temps du vomissement sont pourtant mentionnées dans un petit nombre d'ouvrages, dont nous aurons plus bas à faire l'exposition et la critique. Ce sont elles surtout que nous désirons mettre en lumière dans ce travail.

PLAN GÉNÉRAL DU SUJET

On peut théoriquement diviser le vomissement en deux temps principaux ; un premier dans lequel le contenu de l'estomac passe dans l'œsophage (phase préparatoire); un second dans lequel les matières sont rejetées au dehors (phase d'expulsion). Ce dernier est le phénomène terminal, c'est lui qui constitue en réalité le vomissement ; c'est aussi celui qui est le plus facile à étudier, tandis que les actes de la phase préparatoire échappent à notre investigation. Cette distinction a été trop peu signalée et la plupart des descriptions se rapportent beaucoup plus à la seconde qu'à la première de ces périodes. L'importance de celle-ci est cependant considérable.

Quelles que soient les puissances qui interviennent pour faire passer le contenu de l'estomac dans l'œsophage, elles ne peuvent arriver à produire ce résultat qu'à la condition expresse que la pression thoracique soit inférieure à la pression abdominale. L'œsophage et l'estomac sont en effet des cavités à parois souples et dépressibles qui n'ont pas de pression propre et n'ont que celle du thorax et de l'abdomen qui les renferment; jamais ces parois ne peuvent devenir assez rigides pour se soustraire aux influences manométriques du milieu où elles sont contenues. L'inégalité de pression que nous venons d'indiquer comme nécessaire à la production du vomissement, est donc un fait que l'on peut accepter *à priori* : nos expériences l'ont d'ailleurs suffisamment démontré. C'est de la considération de ce fait même que nous sommes partis pour commencer nos recherches en suivant une série d'idées que l'on voudra bien nous permettre de rappeler.

Dans la théorie du vomissement, telle qu'elle est acceptée depuis Magendie, l'inégalité des pressions thoracique et abdominale existe-t-elle au moment présumé du passage des aliments, de l'estomac dans l'œsophage. C'est un point que les auteurs ne mentionnent point et qui ne ressort pas de leur description même. Voici en effet ce qu'elles indiquent : forte inspiration, abaissement exagéré du diaphragme, occlusion de la glotte, contraction convulsive des muscles abdominaux qui, pressant l'estomac entre eux et le diaphragme immobilisé, en expulsent le contenu par celui de ses deux orifices qui cède le premier, c'est-à-dire par le cardia. Cette description est vraie dans la plupart de ses traits ; mais ce n'est en somme que celle de l'*effort*. Qu'on la rapproche de celle que les traités de physiologie font de ce dernier acte, on n'y trouvera point de différences essentielles. L'effort et le vomissement seraient-ils donc des actes identiques ? On ne saurait nier qu'ils ne présentent entre eux les rapports les plus intimes ; il est même évident que dans la phase expulsive, le vomissement se confond avec l'effort. Mais s'il en est ainsi dès le début du phénomène, comment tout effort n'aboutit-il pas au vomissement ? Comment, dans l'accouchement par exemple, alors que tous les muscles qui limitent l'abdomen se contractent pour aider aux contractions utérines, comment n'y a-t-il pas de rejet des aliments ? Il y a là un point qui nous échappe ; il y a sans doute entre les deux actes que nous mettons en présence, une différence initiale qu'il importe d'établir. Cette recherche, pour être logique, doit procéder de la façon suivante : étude comparée des pressions thoracique et abdominale pendant la respiration régulière, pendant l'effort, pendant le vomissement.

CHAPITRE PREMIER

TECHNIQUE.

Avant d'entrer dans le détail des expériences et d'exposer les résultats qu'elles ont fournis, nous croyons devoir insister sur la description et le mode d'emploi des appareils que nous avons employés ainsi que sur quelques procédés opératoires.

§ 1. Nous avions à nous préoccuper de l'exploration simultanée de la pression abdominale et de la pression thoracique.

A. *Pressions abdominales.* — L'exploration de la pression abdominale a été faite par l'introduction dans l'estomac, dans le rectum ou dans la cavité péritonéale, d'une ampoule de caoutchouc mince légèrement tendue par une carcasse métallique flexible ; la cavité de l'ampoule était en rapport avec une sonde en gomme qui communiquait elle-même avec un tambour à levier enregistreur. Les variations de pression auxquelles était soumise la surface extérieure de l'ampoule se transmettaient à l'appareil enregistreur. Elles pouvaient être déterminées au point de vue de leur valeur manométrique par une graduation préalable. Pour cette graduation, l'ampoule, d'abord mise en rapport par un tube de caoutchouc à parois épaisses et de petit calibre avec le tambour à levier enregistreur, était introduite dans un tube de verre fermé par deux bouchons et rempli d'eau : l'un des bouchons était traversé par la sonde en gomme communiquant d'une part avec l'ampoule, d'autre part avec le tambour à levier enregistreur ; un tube traversant l'autre bouchon, mettait la cavité dans laquelle était plongée l'ampoule en rapport avec une source de pression et un manomètre à mercure de petit calibre. On pouvait ainsi, en augmentant graduellement la pression du milieu dans lequel se trouvait l'ampoule, obtenir l'échelle de la courbe tracée par le levier par rapport aux indications du manomètre à mercure. Pour égaliser ces indications manométriques et celles qu'on obtenait en plongeant l'ampoule dans l'une des cavités gastrique, rectale ou péritonéale, on avait soin d'élever la température de l'eau, dans le tube de verre qui contenait l'ampoule, à une température de 38°. En effet ces ampoules représentent de véritables thermomètres à air et les indications qu'elles fournissent à la température du laboratoire, diffèrent de celles qu'elles fournissent quand elles sont plongées dans le corps d'un animal. Toutes ces mesures ont été faites d'après le plan qu'avaient suivi MM. Chauveau et Marey pour la graduation des sondes cardiaques (V. Marey. Circul. du sang. 1863, p. 91 et 103). Mais le besoin d'une évaluation rigoureuse des pressions auxquelles sont soumis les organes contenus dans la cavité abdominale ne se fait guère sentir dans ces sortes de recherches : ce qu'il faut savoir surtout, c'est le sens et la valeur relative des variations de pression. Or, les ampoules manométriques fournissent ces indications avec une rigueur suffisante pour qu'on puisse se passer de graduation. Cependant nous avons tenu à prendre la précaution de graduer nos appareils pour les cas où il deviendrait important de comparer, par exemple, la valeur d'une pression positive abdominale à la valeur d'une pression positive ou négative thoracique.

Ce qui nous intéresse davantage, en ce moment, c'est de savoir si nous sommes autorisé à nous servir indifféremment de l'exploration gastrique, rectale ou péritonéale : il se peut en effet que la contraction propre des parois de l'estomac ou du rectum ajoute, pendant le vomissement, aux effets des mouvements des parois abdominales.

Pour nous renseigner à ce sujet, nous avons comparé les courbes obtenues pendant le vomissement avec une ampoule gastrique, une ampoule rectale et une ampoule péritonéale. Les trois appareils ont fourni des indications identiques ; aussi, pour simplifier la préparation de l'expérience, nous sommes-nous presque toujours contenté des indications d'une ampoule rectale dont l'introduction ne nécessitait aucune opération préalable.

L'expérience nous a de plus amené à n'employer, comme ampoules manométriques abdominales, que des ampoules assez peu sensibles pour ne pas fournir d'indications pendant la respiration normale. Comme on le sait, en effet, quand un animal respire tranquillement, les mouvements du diaphragme créent dans la cavité abdominale des variations de pression peu importantes ; ces variations s'exagèrent si l'animal respire difficilement ou fait quelques efforts. Il n'y avait pour nous aucun intérêt à recueillir l'indication des variations normales de la pression abdominale ; nous n'avons besoin que de l'indication des variations exagérées : aussi verra-t-on sur la plupart des courbes de pression abdominale, que la plume n'a commencé à exécuter des mouvements qu'à partir du moment où la respiration a cessé d'être tranquille et modérée. Nous avions du reste intérêt à réduire autant que possible l'amplitude de nos tracés pour éviter l'entrecroisement des courbes et le choc des leviers les uns contre les autres.

B. *Pressions thoraciques.* — Une bonne méthode d'exploration pour les variations de la pression intra-thoracique est beaucoup plus difficile à trouver que pour l'exploration de la pression abdominale : la raison en est simple. Non-seulement la pression est négative dans le thorax ; l'application constante exercée par la force rétractive du tissu pulmonaire s'exagère pendant l'inspiration et diminue pendant l'expiration, se rapprochant d'autant plus de la pression positive que l'expiration est elle-même plus énergique. Dans les conditions de nos expériences nous avions besoin d'un appareil capable de nous fournir à la fois l'indication d'une aspiration thoracique très-notablement exagérée et d'une augmentation considérable de la pression positive, c'est-à-dire que nos tracés de pression intra-thoracique devaient indiquer, dans le premier cas, une pression négative de plusieurs centimètres de mercure, et pour le second, une pression positive allant souvent jusqu'à 15 ou 16 cent. Hg.

Après plusieurs tâtonnements, nous nous sommes arrêté au procédé suivant : une canule de trocart ayant trois millimètres de diamètre perforée latéralement de plusieurs orifices, était enfoncée avec précaution dans le 5e ou le 6e éspace intercostal à droite ou à gauche, à droite de préférence. Au moment où la pointe du trocart allait pénétrer dans la plèvre, on retirait légèrement la tige perforatrice afin de ne pas blesser le poumon et on poussait dans la cavité pleurale, en l'inclinant le long de la paroi, l'extrémité de la canule taillée en biseau. Le trocart était alors retiré de la canule, mais en prenant la précaution de coiffer d'un tube de caoutchouc la partie libre de la canule, de façon à empêcher l'air d'entrer dans la plaie au moment où le trocart était retiré. Le tube de caoutchouc était replié et serré avec une pince à pression, la canule elle-même fixée à la peau de l'animal avec un point de suture pour en éviter le déplacement. Ceci fait, on ajustait au tronçon du tube de caoutchouc qui coiffait la canule un autre tube, aboutissant à un tambour à levier très-désensibilisé, on enlevait la pince qui fermait le premier tube et on établissait la communication entre la cavité du tambour à levier et la cavité pleurale. On voyait aussitôt l'aspiration thoracique se manifester par une dépression de la membrane du tambour et par un abaissement du levier enregistreur; le plus souvent l'aspiration thoracique était assez énergique pour que le levier, accolé à la paroi du tambour, n'exécutât plus aucun mouvement: or ceci se produisant pendant la respiration normale, il était évident que plus tard, quand l'animal exécuterait de grands mouvements respiratoires, on n'aurait aucune autre indication que les sommets des maxima de pression positive. Il fallait donc obvier à cet inconvénient avant de procéder à l'expérience proprement dite. Dans ce but, nous avons interposé sur le trajet du tube de transmission des variations de la pression pleurale, un manomètre à eau d'une assez grande longueur, la courte branche de ce manomètre en U, était mise en rapport avec la canule pleurale, la longue branche avec le tambour à levier enregistreur. Dès-lors les variations de la pression intra-thoracique s'exerçant sur de l'eau, au lieu de s'exercer sur de l'air, arrivaient au tambour enregistreur assez atténuées pour être inscrites dans toute leur étendue, aussi bien dans les maxima d'aspiration que dans les maxima de pression positive.

L'interposition d'un manomètre à eau avait de plus l'avantage de nous permettre de savoir à tout instant quelle était la valeur des variations de la pression thoracique, et de déterminer facilement à chaque moment de l'expérience l'échelle des courbes obtenues. Ce procédé fort simple n'était cependant pas exempt d'inconvénients : il arrivait parfois que le poumon était éraillé par l'extrémité de la canule pleurale, un peu de sang s'engageait dans cette canule et en se coagulant obturait les œillets latéraux ; de telle sorte qu'à un moment donné les courbes des variations de la pression pleurale allaient s'atténuant et n'étaient plus comparables aux courbes du début ; quelquefois même toute indication était supprimée. Mais malgré les causes d'erreur auxquelles on obviait, du reste, en retirant la canule pour la nettoyer et en la plaçant de nouveau dans la plèvre, nous nous sommes surtout servi du procédé indiqué après nous être assuré que, de tous les moyens d'étudier la pression intra-thoracique, c'était encore le plus fidèle.

En effet, si nous comparons les indications fournies par l'exploration de la pression pleurale à celles qu'on obtient en explorant la pression latérale de l'air dans la trachée, nous allons voir que ce dernier procédé est notoirement inférieur au premier.

Dans l'exploration de la pression trachéale, en effet, on introduit par une ponction faite à la trachée un trocart qui plonge dans sa cavité et dont l'orifice se trouve sur le trajet du courant d'air déterminé par les mouvements respiratoires. Quand l'animal exécute un mouvement d'inspiration, l'explorateur de la pression trachéale indique une chute de pression d'abord très-accusée, ensuite graduellement diminuée, puis arrivant souvent à être nulle quoique le thorax puisse continuer encore à se dilater : par conséquent, ce mode d'exploration ne fournit aucune indication précise sur l'état de l'aspiration intra-thoracique. Il n'en fournit pas de meilleures pour l'état de la pression pendant l'expiration. Si, en effet, l'animal expulse brusquement l'air contenu dans ses bronches, l'explorateur trachéal indique à ce moment une brusque augmentation de pression ; mais la chute de la courbe se produit ensuite quoique les parois de la cavité thoracique puissent continuer à se resserrer et que le poumon continue à revenir sur lui-même. On n'a, par conséquent, dans l'une et l'autre période de la respiration, que des indications tronquées correspondant aux actes du début et non aux phases successives des variations de la pression thoracique. Il suffit, pour se convaincre de l'infériorité des indications trachéales, de recueillir simultanément les courbes des variations de la pression de l'air dans la trachée et celles des variations de la pression pleurale. Les courbes trachéales peuvent servir à compter le nombre des respirations, mais elles nous paraissent sans valeur pour l'étude des variations de la pression intra-thoracique.

C. *Pression intraœsophagienne.* — Nous accordons une toute autre importance à l'examen des variations de la pression à l'intérieur de l'œsophage. Ce procédé employé par divers auteurs, et sur lequel M. Luciani (1) a insisté dans un mémoire récent, mérite qu'on s'y arrête : nous aurons du reste à l'utiliser souvent dans le cours de ces recherches.

Quand on introduit dans l'œsophage une ampoule identique à celle que nous avons décrite à propos de l'exploration de la pression abdominale, cette ampoule subit à sa surface des variations de pression exactement correspondantes aux variations de la pression pleurale, du moins tant que l'œsophage n'intervient pas directement en sa qualité de conduit musculaire. Ceci s'explique sans qu'il

(1) Luciani. — Archivis per le scienze mediche. 1877.

soit nécessaire d'y insister : l'œsophage est, comme tous les autres organes contenus dans le thorax, soumis aux influences alternatives des mouvements de l'inspiration et de l'expiration ; de telle sorte qu'une ampoule manométrique, introduite dans sa cavité, fournira des courbes dont le sens sera absolument le même que celui des courbes fournies par une sonde pleurale : courbe descendante pendant l'inspiration, ascendante pendant l'expiration. Mais il ne faut évidemment pas s'attendre à observer dans l'œsophage l'aspiration permanente qui existe dans la plèvre : la cavité œsophagienne communique en effet avec l'atmosphère et reçoit à chaque déglutition de l'air atmosphérique. Le seul point par lequel l'exploration œsophagienne se rapproche de l'exploration pleurale consiste en ce que les indications qu'elle fournit permettent de conclure au sens dans lequel s'exécutent les variations de la pression pleurale.

Mais, le grand intérêt de l'examen des pressions dans l'œsophage c'est que, dans l'acte du vomissement, on pourra être renseigné sur la participation de l'œsophage lui-même, à l'accomplissement de certaines phases de cet acte complexe : pour retirer de cette exploration tout le bénéfice qu'on est en droit d'en attendre, il faut seulement l'associer à l'exploration pleurale ; de cette façon, on verra ce qu'ajoute par lui-même le conduit œsophagien aux variations de la pression thoracique. Dans nos expériences, nous avons combiné ces deux explorations, on verra quels renseignements elles nous ont fournis.

De ce qui précède, il résulte qu'il suffit, pour étudier les variations de la pression abdominale, d'introduire une ampoule manométrique dans le rectum, dans l'estomac ou dans la cavité péritonéale ; que, pour être exactement renseigné sur l'état de la pression intra-thoracique, l'introduction d'une sonde dans la plèvre est le moyen à la fois le plus simple et le plus sûr.

Nous avons toujours associé ces deux opérations. Mais, avons-nous dit, l'examen des variations de la pression œsophagienne fournit d'utiles indications complémentaires sur l'état de relâchement ou de contraction de l'œsophage, sur le passage des aliments dans sa cavité. Aussi dans les expériences où nous avons voulu recueillir des indications sur ces différents points, avons-nous ajouté à l'exploration abdominale et pleurale, l'inscription des variations de la pression œsophagienne; plusieurs tracés de cette triple exploration simultanée sont reproduits dans le cours de ce travail.

Mais pour pratiquer l'exploration œsophagienne au point de vue de l'étude du vomissement, il ne faut pas introduire la sonde par la bouche. En effet, ou bien on sera forcé de maintenir les mâchoires de l'animal violemment écartées l'une de l'autre, et alors la réjection ne se fera qu'avec les plus grandes difficultés, ou bien, en laissant libre la gueule du chien, on s'exposera à voir la sonde coupée avec les dents, si c'est une sonde en gomme, ou faussée et mise hors d'usage si c'est une sonde métallique. Ces différents accidents se sont produits dans nos expériences, et nous sommes arrivé à ne plus introduire la sonde œsophagienne que par une petite ouverture latérale faite à l'œsophage à la partie moyenne du cou. C'est là une opération sans gravité aucune, ne troublant en rien la série des actes du vomissement et laissant toute sécurité à l'opérateur. La seule précaution à prendre est de fixer la sonde par un point de suture et de refermer sur elle les lèvres de la plaie, de façon à éviter l'expulsion des matières alimentaires par cette voie.

Dans le but de simplifier autant que possible le dispositif de l'expérience, et aussi pour étudier certains points de l'acte du vomissement, tels que le moment du passage des aliments de l'estomac dans l'œsophage, le sens des contractions œsophagiennes, etc., nous avons réuni dans une même sonde l'ampoule manométrique abdominale et l'ampoule manométrique œsophagienne. Cette double sonde gastro-œsophagienne a été construite d'après le principe de la double sonde cardiaque de MM. Chauveau et Marey, mais dans des conditions de simplicité plus grande. Nous reproduisons ici la figure de la double sonde gastro-œsophagienne qu'a fait construire M. François-Franck par M. Galante.

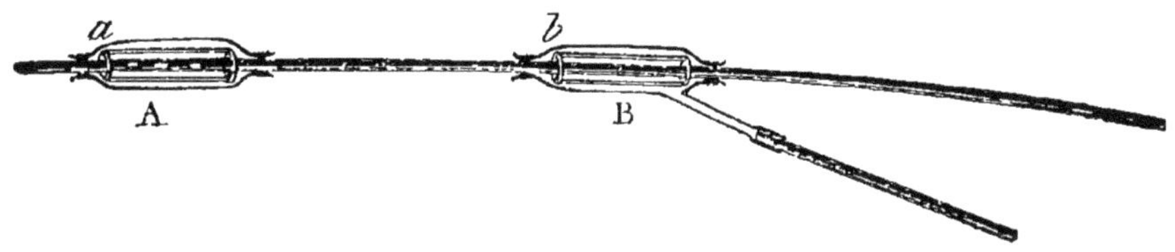

FIGURE 1.

Double sonde gastro-œsophagienne (Franck).

A, Ampoule gastrique. B, ampoule œsophagienne.

L'ampoule inférieure de cette double sonde gastro-œsophagienne était poussée jusque dans l'estomac, et on observait entre cette ampoule gastrique et celle qui devait rester dans l'œsophage un intervalle suffisant pour être certain de leur position respective.

Mais, comme il était important dans ces recherches, comme pour certaines autres relatives à la succession des mouvements de l'œsophage lui-même, de pouvoir obtenir entre les deux ampoules un écartement variable, on a rendu mobile l'ampoule supérieure ; il suffit d'enlever la ligature qui maintient cette dernière fixée sur la sonde pour la faire glisser dans un sens ou dans l'autre.

C'est avec cette double sonde que nous avons pu déterminer l'un des points les plus importants de l'acte du vomissement, c'est-à-dire le moment du passage des aliments de l'estomac dans l'œsophage.

Nous avions cherché à faire vomir aux animaux de petites ampoules manométriques, introduites dans l'estomac par une fistule gastrique; nous espérions que le moment du passage au cardia nous serait ainsi signalé, mais le vomissements des matières alimentaires s'est effectué sans que les ampoules fussent expulsées de l'estomac. Nous avons été plus heureux avec la double sonde gastro-œsophagienne. En laissant libre la sonde au niveau de la petite plaie œsophagienne, nous avons pu saisir nettement l'instant de l'expulsion des matières alimentaires, l'ampoule gastrique ayant été expulsée de l'estomac : son passage à travers le cardia nous a été indiqué par une brusque augmentation de pression, et sa présence dans l'œsophage par le changement des indications qu'elle fournissait. Ces points seront exposés avec détail dans un chapitre spécial.

Cette même sonde nous a servi à établir la parfaite identité des actes du vomissement chez le chien et chez l'homme. Un garçon de laboratoire s'est offert à exécuter l'expérience et, comme on le verra plus loin, nous avons pu, grâce à lui, étudier les rapports de la respiration thoracique et abdominale pendant l'effort, la vomituration, etc.

§ II. — *Exploration des mouvements thoraciques et abdominaux.*

Les appareils explorateurs des mouvements des parois thoraciques et des parois abdominales, ne diffèrent point les uns des autres. Ce sont, suivant le cas, des ceintures pneumographiques ou des tambours explorateurs formés d'une cuvette métallique, sur les bords de laquelle est tendue une membrane de caoutchouc repoussée par un ressort intérieur.

Ces appareils sont connus : leur description détaillée se trouve, soit dans les ouvrages de M. Marey, soit dans le livre de M. P. Bert sur la respiration. Nous rappellerons donc sommairement les principes d'après lesquels ils sont construits, leur mode d'emploi et les indications qu'ils fournissent.

Les pneumographes, et en particulier celui de M. Marey, sont disposés de telle sorte que quand les parois de la cavité autour de laquelle on les applique se dilatent, l'air qu'ils contiennent est raréfié, et la plume du tambour à levier conjugué avec eux, subit un abaissement. Cette courbe descendante correspond par conséquent à l'inspiration, quand l'appareil est appliqué autour du thorax ou de l'abdomen dans les conditions normales de la respiration. Inversement pendant l'expiration, les parois des cavités revenant sur elles-mêmes, la courbe tracée présente une direction ascendante. Le sens de ces courbes est facile à retenir si on remarque que chacune d'elles correspond au sens du courant de l'air dans la trachée : la courbe inspiratoire est descendante comme l'air qui pénètre dans les bronches, la courbe expiratoire, au contraire, ascendante comme le courant de l'air expiré.

Les tracés que fournissent les tambours explorateurs du genre de celui qui est employé pour l'exploration des battements du cœur, et qu'on applique spécialement aux petits animaux, sont exactement inverses de ceux des pneumographes dont nous avons parlé. Ceci s'explique par le mode d'action des mouvements des parois thoracique ou abdominale, sur la membrane de caoutchouc. Quand la cavité se dilate, la membrane est refoulée au lieu d'être attirée en dehors ; quand la cavité se resserre, la membrane est poussée par le ressort intérieur qui la tend. De là, une courbe ascendante pendant l'inspiration, descendante pendant l'expiration.

Cette différence dans le sens des courbes suivant la nature des appareils employés pour l'étude des mouvements respiratoires, est en soi une condition défavorable, mais il est facile d'y remédier en ramenant les courbes fournies par les tambours explorateurs au sens des courbes pneumographiques. Cela s'obtient en retournant le tambour enregistreur de telle façon que la courbe ascendante devienne descendante et réciproquement.

En procédant ainsi, on pourra contrôler par l'inscription simultanée de la pression pleurale qui fait foi, la valeur des courbes obtenues.

Or, nous arrivons à cette conclusion importante au point de vue qui nous occupe, c'est que l'exploration des mouvements extérieurs est beaucoup moins fidèle que ceux des pressions dans les cavités elles-mêmes. Les muscles pariétaux comme ceux de l'abdomen, ou les parois mi-partie osseuses, mi-partie musculaires comme celles du thorax, exécutent souvent des mouvements hors de proportions avec la valeur des variations de pression qui en résultent dans les cavités circonscrites par ces parois. Rien n'autorise par exemple, à conclure d'une grande excursion de la paroi thoracique à une grande diminution ou à une grande augmentation de la pression pleurale. Le résultat de ce mouvement, au point de vue du changement de pression, est entièrement subordonné à la facilité avec laquelle l'air pénètre dans les bronches. D'autre part, les indications diffèrent suivant la région du thorax au niveau de laquelle est appliqué l'appareil explorateur. Elles ne sont pas de même sens quand l'appareil est au niveau de la circonférence supérieure ou au niveau de la circonférence inférieure du thorax dans un cas de dyspnée où le diaphragme fonctionne énergiquement. Les côtes supérieures s'élèvent entraînées par les muscles pectoraux, grand dentelé, etc.; les côtes inférieures s'abaissent et s'incurvent en dedans, entraînées par les insertions costales du diaphragme. C'est précisément le cas de nos expériences sur les vomissements. L'action puissante du diaphragme, détermine souvent un aplatissement transversal du thorax au niveau des six dernières côtes. Par conséquent, si le pneumographe est appliqué à ce niveau, au lieu d'une courbe descendante, inspiratoire, il donnera une courbe ascendante, expiratrice, qui sera tout à fait en désaccord avec l'indication de l'aspiration thoracique. Si nous nous contentions d'explorer ainsi le mouvement des côtes, nous serions exposés à une erreur absolue; confiants dans le sens des indications pneumographiques, à l'aspect d'une courbe ascendante, nous pourrions affirmer que pendant la phase préparatoire du vomissement, c'est l'expiration qui prédomine, tandis que, en réalité, comme le prouve surabondamment l'exploration pleurale, toute cette période préparatoire est caractérisée par une exagération du vide thoracique.

Nous ne voulons pas cependant éliminer de l'étude des phases de la respiration, l'exploration des mouvements de parois ; on sait quels résultats importants cet examen a donnés entre les mains de M. Marey et de M. P. Bert, pour ne citer que les physiologistes qui se sont surtout occupés de ces questions ; mais nous pensons que dans un grand nombre de cas, dans l'analyse des phénomènes thoraciques et abdominaux qui produisent le vomissement par exemple, il est indispensable de contrôler les indications des appareils explorateurs, des mouvements, par l'inscription simultanée des variations de la pression à l'intérieur de la plèvre et de l'abdomen.

§ III. — *Exploration des variations de la circulation.*

Dans un certain nombre d'expériences nous avons dû explorer en même temps que les variations de la pression dans les cavités thoracique ou abdominale, les variations de la pression artérielle et veineuse, de la pression intracardiaque, etc.

Les appareils dont nous nous sommes servi pour ces différents examens sont ceux qui sont en usage dans le laboratoire du professeur Marey. La description et le mode d'emploi des manomètres ont été exposés par M. François Franck dans un chapitre de technique (C. R. du laboratoire, 1877). Nous n'y reviendrons ici que pour mémoire.

Ces manomètres se composent essentiellement d'une capsule métallique dont les parois élastiques cèdent aux variations de la pression intérieure; les mouvements de l'une de ces parois sont utilisés pour agir sur l'air d'une caisse fermée communiquant avec un tambour à levier; les oscillations de la paroi opposée mettent en mouvement une aiguille qui se meut sur un cadran divisé et indique à tout instant la valeur manométrique de la pression.

L'avantage de ce manomètre est de permettre d'inscrire, facilement à côté des variations de la pression artérielle, tel ou tel autre mouvement, sans autre peine que d'ajouter à côté du tambour à levier correspondant au manomètre, un ou plusieurs autres tambours en rapport avec des appareils explorateurs plus ou moins nombreux. On peut évidemment obtenir le même résultat en se servant du manomètre à mercure muni d'un flotteur, mais il faut pour cela un dispositif spécial, et dans tous les cas on éprouve une grande difficulté à recueillir plusieurs courbes simultanément sur le cylindre vertical : l'étendue des excursions du flotteur, surtout dans des expériences comme les nôtres, où la pression artérielle subit de grandes variations, cause à tout instant des embarras qui forcent à interrompre l'expérience; les plumes s'entrechoquent, les courbes se croisent et il devient souvent impossible de démêler, au milieu de ces lignes compliquées, la continuité de chaque courbe.

Nous nous sommes cependant servi de manomètres à flotteur pour l'étude simultanée de la pression artérielle et de la pression veineuse. Ces expériences, faites auparavant par M. Franck et dont il donnera plus tard un exposé complet, avaient pour but de déterminer la valeur comparative des variations de la pression dans l'artère et la veine correspondantes. Dans ce cas, l'emploi des manomètres à mercure présentait, malgré certaines difficultés manuelles, un grand avantage sur l'emploi des manomètres élastiques à échelle arbitraire.

L'exploration de la pression artérielle a toujours été faite dans la fémorale ; la raison de ce choix, indiquée déjà (voy. Technique, C. R., Lab. Marey, 1877), repose sur ce fait que, la chute de pression étant souvent considérable, le liquide alcalin du manomètre pénètre si l'on explore la pression carotidienne dans le bout central de la carotide, peut arriver jusqu'aux coronaires pendant les grands ralentissements du cœur ou passer dans la carotide opposée au moment de la reprise de la pression ; dans les deux cas la mort des animaux, ou tout au moins des accidents cardiaques et généraux très-graves peuvent survenir. La précaution d'éviter l'exploration carotidienne doit être prise dans tous les cas, mais surtout quand on se sert de manomètres d'une certaine capacité, déplaçant une assez grande quantité de liquide.

Pour l'étude des variations de la circulation périphérique nous avons exploré simultanément la pression dans une artère et dans la veine correspondante. Cet examen est le seul qui puisse jusqu'à présent rendre compte de l'état de la circulation dans les organes chez les petits animaux, comme le chien. Les appareils hémodromographiques (Chauveau) ne sont applicables qu'aux animaux de grande taille dont les vaisseaux peuvent recevoir un tube de fort calibre. Du reste les indications comparées de la pression dans une artère et dans la veine satellite sont très-précises. Elles nous renseignent non-seulement sur le sens des phénomènes périphériques, mais sur la provenance centrale ou périphérique des variations observées.

Quant à l'examen de la fonction cardiaque, nous avons eu, dans quelques cas, besoin d'être renseigné sur d'autres modifications que sur les modifications de rhythme que nous donnaient suffisamment les courbes manométriques artérielles ; il a été nécessaire d'étudier les variations de la pression intra-cardiaque. Nous avons laissé de côté le procédé employé par quelques physiologiques, notamment par M. Fick, et qui consiste à explorer la pression à l'intérieur du cœur à l'aide d'un long tube introduit dans ses cavités soit par la jugulaire droite, soit par la carotide gauche. En effet, en raison de la rapidité des variations, il se produit dans le tube des oscillations propres de la colonne liquide et on obtient des indications de *maxima* et de *minima*, de pression exagérée. Nous nous sommes servi pour les chiens d'une petite sonde cardiaque que M. Marey avait fait construire et qui, peu sensible, comme cela devait être, en raison du petit volume de l'ampoule terminale, nous a cependant fourni des indications suffisantes pour montrer la diminution de la pression intra-cardiaque pendant la phase préparatoire du vomissement et son augmentation pendant la phase expulsive.

§ IV. — *Procédés opératoires.*

Nous résumerons en quelques mots les procédés employés pour fixer les animaux, pour les maintenir dans une position telle que le vomissement fût possible et que nos appareils explorateurs fussent commodément placés.

Dans tous les cas, sauf dans quelques expériences où nos animaux ont été intentionnellement fixés sur le dos, nous les avons couchés sur le côté, les quatre membres attachés à la même valve de la gouttière de Bernard. La gueule était libre, mais pour éviter les déplacements de l'animal pendant la préparation de l'expérience, on passait en arrière des oreilles, prenant point d'appui sur l'occipital, un large collier qui se fixait à la tige d'acier terminant la gouttière à sa partie antérieure. Quand survenait le vomissement, on détachait le collier pour laisser à l'animal toute liberté d'étendre son cou et sa tête.

Plusieurs fois nous avons tenu à nous assurer que la position nécessitée par le genre d'explorations que nous pratiquions, ne modifiait pas les phénomènes du vomissement. Dans ce but, nous avons laissé l'animal debout sur une table, absolument libre de ses mouvements, mais maintenu à portée des appareils enregistreurs. On comprend que pour réaliser ces expériences sur un animal complétement libre et dont les mouvements violents briseraient les appareils, il faut choisir des chiens soumis et peu sensibles comme en fournit surtout la race dite du chien-mouton. Du reste une recherche de ce genre n'avait d'autre intérêt que de nous autoriser à conclure des phénomènes observés sur le chien couché aux phénomènes qui se produisent chez l'animal dans sa situation normale.

L'immobilité des animaux n'est pas rigoureusement nécessaire dans ces sortes d'expériences, et il vaut mieux s'exposer à quelques difficultés pratiques que de compromettre le succès de la recherche par l'administration d'un narcotique ou d'un anesthésique qui empêche presque à coup sûr l'animal de vomir. Au début de l'administration du chloroforme, ou quelques instants après l'administration de la morphine on voit souvent les chiens vomir quand ils sont en digestion ; mais ce vomissement du début n'est pas celui que nous cherchions à obtenir, sauf pour quelques cas spéciaux. Il s'est trouvé que le vomitif habituellement employé par nous, l'apomorphine, produit rapidement un état de tranquillité et d'obnubilation de la sensibilité tel que les chiens les plus remuants deviennent faciles à manier. Cette substance, qui nous servait au point de vue du vomissement, nous a donc en même temps rendu service comme moyen contentif.

Des opérations elles-mêmes nous dirons peu de choses, ayant eu en définitive peu de vivisections à pratiquer. La trachéotomie avec la canule à glissière de M. Franck, qui permet de faire respirer l'animal soit par le larynx, soit par la trachée, l'œsophagotomie, l'introduction des sondes dans l'œsophage, la gastrostomie, la recherche des artères et des veines, sont des opérations courantes sur lesquelles nous n'avons rien à dire de particulier.

CHAPITRE II.

COMPARAISON DE LA PRESSION DANS LE THORAX ET L'ABDOMEN PENDANT LA RESPIRATION REGULIÈRE ET PENDANT L'EFFORT.

Au moment de l'inspiration, le thorax se dilate et le vide relatif qui s'y produit alors, détermine une aspiration qui s'exerce sur toutes les parties voisines de la cavité ainsi agrandie. De là, les phénomènes bien connus de l'afflux du sang veineux au cœur droit, de l'abaissement de la tension artérielle, de là, surtout, l'explication de l'entrée de l'air dans la poitrine. Cette aspiration, qui est un pur phénomène physique doit agir sur les organes creux de l'abdomen au même titre que sur les vaisseaux, et on peut penser qu'à chaque inspiration, le contenu gastrique est sollicité à sortir par le cardia. Il est intéressant de savoir par quel mécanisme le vide thoracique qui appelle à lui l'air et le sang, épargne ainsi les substances renfermées dans l'estomac.

Lorsque, chez un chien qui respire régulièrement, on explore à l'aide des appareils que nous avons décrits les pressions thoraciques et abdominales, on remarque qu'à côté de la ligne très-ondulée qui caractérise les oscillations de la première, la seconde se marque par un trait à peu près rectiligne, ou à très-petites oscillations. Il ne faudrait pas en conclure que celle-ci est constante; cette absence de variations tient au défaut de sensibilité de la sonde rectale exploratrice, défaut que nous avons recherché à dessein, ainsi qu'il a été dit plus haut. Mais elle montre au moins que l'aspiration n'est pas très-énergique, et si elle suffit à produire les phénomènes circulatoires dont nous avons parlé, on s'explique très-bien qu'elle laisse en repos les matières semi-liquides et souvent pâteuses de l'estomac.

Il pourrait en être autrement dans les fortes inspirations; mais alors intervient un mécanisme signalé par Bérard et Gerdy, et qui prévient encore le reflux de ces substances. En passant de la poitrine dans l'abdomen, l'œsophage traverse une boutonnière musculeuse formée par les piliers du diaphragme. Ces deux colonnes charnues sont adhérentes à la circonférence du cardia dans une hauteur de 3 à 4 centimètres. A chaque inspiration elles se contractent, et telle est leur direction et la position de leurs insertions, qu'en se raccourcissant elles se rapprochent l'une de l'autre et resserrent ainsi la partie inférieure de l'œsophage. L'occlusion de ce conduit est d'autant plus forte que l'inspiration est elle-même plus énergique, puisque c'est le même muscle qui dilate le thorax et comprime l'œsophage. Nous avons tenu à nous rendre compte du degré de constriction produit par ce mécanisme et de l'état de l'orifice cardiaque pendant les diverses phases respiratoires. Par une fistule gastrique récemment faite, nous avons introduit le doigt indicateur dans l'estomac d'un chien en pleine digestion, puis, après quelques tâtonnements, nous avons pu le glisser dans le cardia. Dans cette position le doigt éprouve deux constrictions différentes. Une boutonnière contractile monte et descend autour de lui à frottement doux, l'étreignant quand elle s'abaisse et le laissant plus libre quand elle s'élève, suivant ainsi d'une façon parfaite les oscillations respiratoires. C'est la boutonnière diaphragmatique. Mais au-dessus d'elle, et concentriquement à elle, l'extrémité du doigt est par intervalles pincée d'une façon moins rapide, mais plus énergique; c'est la partie inférieure de l'œsophage qui, agissant avec la lenteur propre aux fibres lisses, s'applique exactement comme un doigt de gant sur le doigt qui a pénétré dans son intérieur, mais ne présente dans son action aucun rhythme que nous ayons pu saisir. Il y a donc là en quelque sorte un double sphincter; l'externe à fibres striées, l'interne à fibres lisses, disposition qui, on le sait, n'est point spéciale au seul orifice cardiaque. Malgré ce luxe de puissances contractiles le resserrement est-il réellement considérable? Nous ne le pensons pas, mais nous n'avons pas

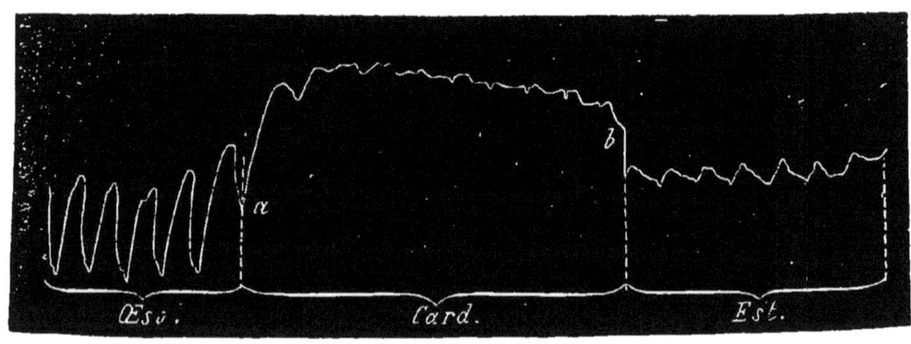

FIGURE 2.

Passage d'une ampoule de l'œsophage dans l'estomac (chien).

Œso, L'ampoule dans l'œsophage donne les indications de l'aspiration thoracique. *a*, Engagement dans le cardia; élévation de la pression. *b*, L'ampoule dépasse le cardia et arrive dans l'estomac. *Est*. Séjour de l'ampoule dans l'estomac.

voulu nous en rapporter à nos propres sensations, et, grâce à la double sonde gastro-œsophagienne, nous avons pu inscrire les différences de pressions qui s'exercent, pendant les phases diverses de la respiration, dans l'œsophage, au niveau du cardia et dans l'estomac.

Sur le tracé n° 2, on voit que l'ampoule inférieure cesse à partir du point *a* d'indiquer les fortes aspirations thoraciques qu'elle montrait depuis son entrée dans l'œsophage. Le tracé en s'élevant rapidement dénote une élévation correspondante de la pression : après deux ou trois grandes oscillations le tracé reste élevé en ne présentant que de très-faibles ondulations, puis il s'abaisse tout à coup (*b*) et constitue à partir de ce point une ligne festonnée dont les points *minima* restent au-dessus des plus hauts points de la période initiale. Cette série de variations correspond au passage de l'ampoule à travers le cardia et à son arrivée dans l'estomac. Quand elle glisse au milieu des sphincters, la pression atteint son maximum ; quand elle a dépassé le diaphragme, la pression, qui n'est autre que celle de l'estomac reste un peu inférieure à la pression intra-sphinctérienne, mais de beaucoup supérieure à l'intra thoracique. La différence de hauteur entre les deux premières, nous indique le degré de résistance qu'il faut vaincre pour faire passer à travers le cardia les matières renfermées dans l'estomac. On voit qu'il n'est pas très-élevé quand on le compare aux pressions de l'abdomen pendant l'effort. Cette expérience, renouvelée plusieurs fois, a toujours donné les mêmes résultats ; par contre, au moment où l'ampoule est retirée, on obtient des variations de pression en sens inverse, et cela avec une telle régularité, qu'il nous suffisait de voir le tracé s'inscrire sur l'appareil enregistreur pour savoir, sans la moindre hésitation, quelle était à chaque instant de l'expérience la position de l'ampoule que l'on enfonçait et que l'on retirait alternativement sans nous prévenir. Ajoutons que la main qui dirige les sondes n'éprouve pas la moindre difficulté à leur faire franchir le cardia. Nos sensations, nos tracés, nos mensurations nous permettent donc d'affirmer que la constriction au niveau du cardia n'est pas très-considérable. Si dans les conditions ordinaires elle suffit à maintenir clos l'œsophage, nous sommes convaincu qu'il est facile de la surmonter et que ce n'est point uniquement à la vaincre, qu'est destiné le grand déploiement de force que présente le vomissement. D'ailleurs, dans l'éructation, dans la régurgitation, ne la voyons-nous pas céder aux plus faibles influences?

En résumé, à l'état normal, malgré l'aspiration que le thorax dilaté exerce sur l'abdomen, le contenu de l'estomac a peu de tendance à y remonter : une faible barrière suffit à le maintenir. Voyons maintenant pourquoi cette barrière suffit encore dans l'effort, mais devient insuffisante au moment du vomissement.

Des pressions thoracique et abdominale pendant l'effort.

L'étude des pressions au moment de l'effort, offre des difficultés sérieuses. L'effort, tel que nous voulons l'examiner, est un acte purement volontaire. Si l'on se borne à expérimenter sur des animaux, c'est du hasard seul que l'on peut attendre la production d'un effort au moment où les appareils explorateurs sont en place et le cylindre enregistreur en mouvement. D'un autre côté l'exploration manométrique chez l'homme n'est pas sans difficulté. Cependant nous avons été assez heureux pour pouvoir recueillir des tracés dans ces deux conditions, et bien, que l'expérience n'ait pu être assez longtemps prolongée, nous croyons pouvoir attribuer quelque valeur aux résultats qu'elle a donnés.

M. Tachau, garçon du laboratoire de M. Marey, a spontanément offert de se soumettre à l'introduction de la double sonde gastro-œsophagienne. Comme chez le chien, nous avons constaté pendant le passage dans l'œsophage les phénomènes de l'aspiration thoracique. Les phénomènes du passage au cardia n'ont pu être notés. Mais l'ampoule une fois arrivée dans l'estomac, nous avons vu, comme nous le prévoyions, la pression abdominale s'élever fortement au-dessus de la thoracique et osciller pendant la respiration en sens inverse de cette dernière. Nous n'insistons pas sur ces points qui nous sont connus, nous les rappelons seulement pour montrer que chez l'homme, tout se passe comme chez les animaux qui ont servi à nos expériences.

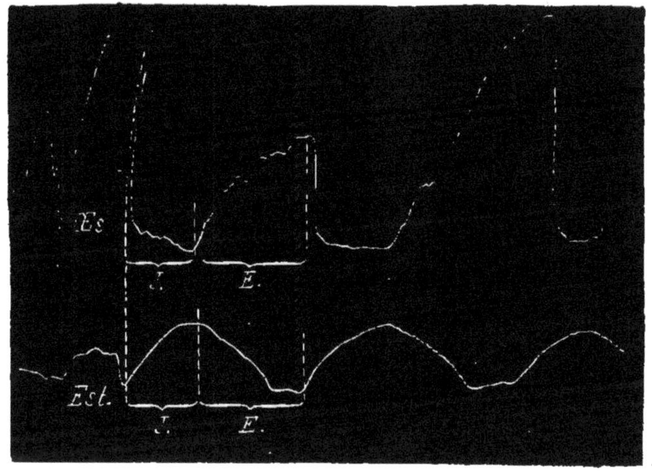

Figure 3.

Pression comparée dans le thorax et l'abdomen de l'homme, au moyen de la double sonde gastro-œsophagienne, pendant la respiration régulière.

Œs, Indications de l'ampoule œsophagienne. *Est*, Indication de l'ampoule gastrique. *I*, Inspiration. *E*, Expiration.

Malgré toute l'angoisse que lui causait le séjour de l'appareil dans son œsophage et son pharynx, T... a pu faire un court effort (voir fig. 4) A ce moment le tracé gastrique et le tracé œsophagien sont devenus identiques; et pendant toute la durée l'effort le sommet de la première courbe est

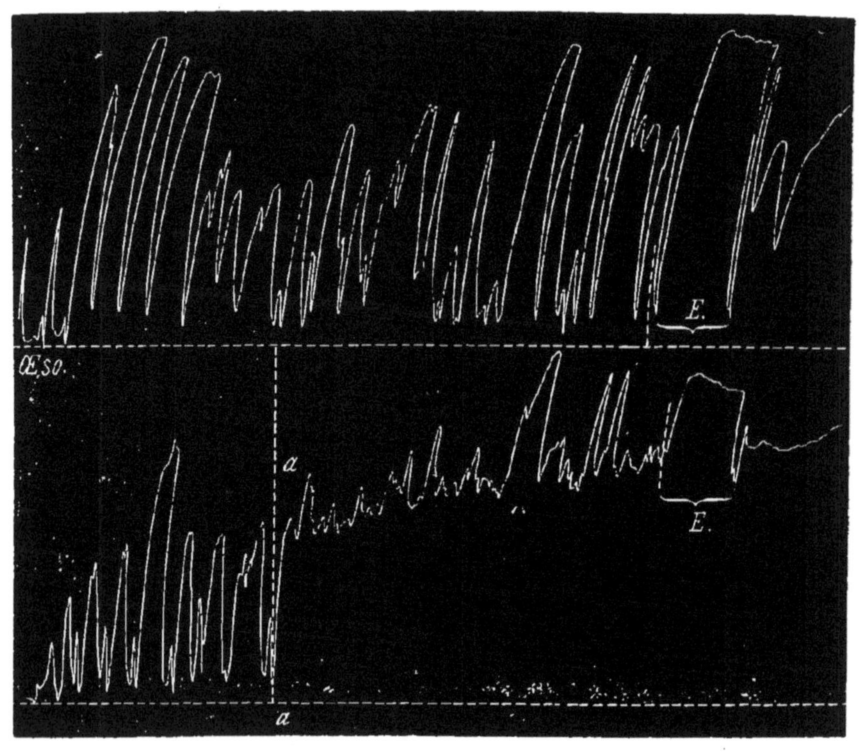

FIGURE 4.

Double sonde gastro-œsophagienne chez l'homme. Pressions comparées dans le thorax et l'abdomen pendant l'effort.

Œs, Indications de l'ampoule supérieure qui reste dans l'œsophage. a, Passage dans l'estomac de l'ampoule inférieure. *E*, Effort.

resté superposable au sommet de la seconde. Quant aux pressions qu'elles représentent, on peut affirmer qu'elles sont restées égales pendant ce moment. Mesurons, en effet, la hauteur qui s'étend du sommet de la courbe œsophagienne de l'effort à la ligne qui passe par les minima de l'aspiration thoracique, nous aurons une dimension identique à celle que l'on obtient en mesurant la distance entre le sommet de la courbe gastrique de l'effort et la ligne horizontale passant par les minima de l'aspiration thoracique alors que l'ampoule inférieure n'avait pas encore quitté la poitrine. Or, pour des pressions égales nos ampoules donnent des oscillations graphiques égales ; le fait a été vérifié expérimentalement.

La conclusion bien naturelle qui se déduit du rapprochement de ces faits, c'est que pendant l'effort la pression thoracique devient égale à la pression abdominale et que cette égalité persiste autant que l'effort lui-même. C'est là un fait considérable ; au moment où cette égalité commence, le contenu de l'estomac n'a plus la moindre tendance à quitter la poche qui le renferme, pour passer dans le thorax. Il n'est ni aspiré ni refoulé vers cette dernière cavité. Peu importe alors que la barrière du cardia soit forte ou faible ; elle n'est plus qu'inutile ; elle ne sert plus qu'à clore une cavité dont le contenu n'est plus sollicité à s'échapper.

Ce mécanisme explique donc pourquoi, pendant l'effort, le vomissement ne se produit pas. Thorax et abdomen ne forment plus alors qu'une seule cavité, dans laquelle les parties contenues n'ont aucune tendance à se déplacer les unes aux dépens des autres. Au contraire, elles peuvent s'échapper de cette cavité même, grâce à l'excès de pression qu'elles y supportent toutes; de là les hernies, les évacuations involontaires. D'autres accidents dus au séjour forcé du sang dans les vaisseaux périphériques pourront aussi se montrer, par exemple les hémorrhagies, l'exorbitis. Mais le vomissement ne peut être la conséquence de l'effort.

Dans une autre expérience, après avoir vomi d'une façon régulière, un chien, sans y être provoqué, a fait brusquement, sans présenter les signes habituels de la nausée, un effort dont les diverses phases se sont inscrites. Il n'y a point eu de vomissement cette fois ; aussi les deux tracés gastrique et œsophagien présentent-ils à ce mo-

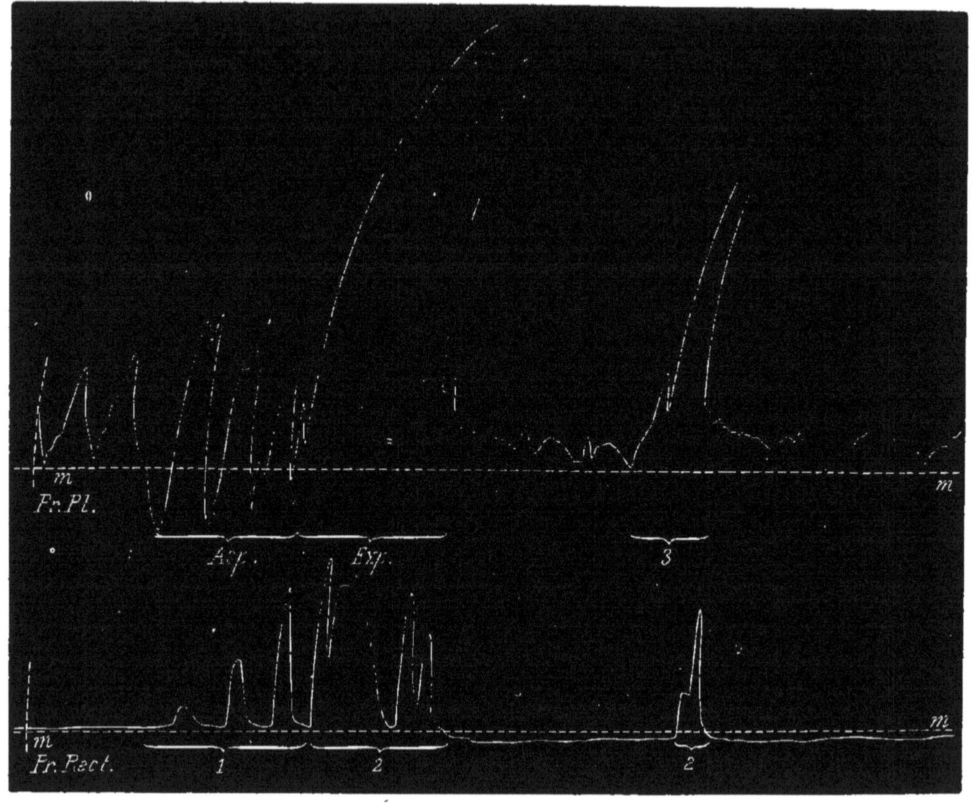

FIGURE 5.

Effort sans vomissement après un vomissement chez un chien.

Pr, pl, Pression pleurale. *Prect*, Pression rectale. *Asp*, Phase d'aspiration thoracique. *Exp*, Expulsion. 3, Effort sans vomissement.

ment la même forme. S'ils ne sont pas superposables comme dans le cas précédent, c'est que la pression thoracique était explorée à l'aide d'un appareil très-sensible, tandis que l'abdominale était étudiée au moyen d'une sonde bien moins délicate. Mais la similitude des variations des deux tracés pendant cet effort, ne permet pas de douter que la pression ne soit à ce moment devenue identique au-dessus et au-dessous du diaphragme (voir fig. 5).

Il serait intéressant de rechercher les causes de cette égalité de pression ; elle ne peut tenir sans aucun doute qu'à l'inertie du diaphragme qui devient inactif au moment où l'effort commence. On ne comprendrait pas, en effet, que l'équilibre pût s'établir de l'une à l'autre cavité si la cloison musculeuse qui les sépare ne perdait pas alors toute influence. Mais c'est un point de vue auquel nous ne pouvons nous arrêter. Le fait essentiel qui, pour nous, ressort des considérations précédentes, c'est que dans l'effort véritable, non-seulement le vomissement ne se produit pas, mais a peut-être moins de tendance que jamais à se produire. Cependant il est incontestable que si l'effort ne commence pas le vomissement, c'est bien lui qui le termine. Il y a là une contradiction, au moins apparente, que les faits suivants, pourront expliquer.

CHAPITRE III.

PRESSION THORACIQUE PENDANT LE VOMISSEMENT.

Avant d'aborder l'étude même du mécanisme du vomissement, il reste encore à trancher une question préalable. La plupart de nos expériences ont été faites à l'aide de l'apomorphine, substance dont nous faisions chaque fois nous-même une nouvelle solution, et qui était administrée aux animaux en injection hypodermique ou intrapleurale. Ce médicament a des effets très-complexes : outre le vomissement qu'il provoque avec une facilité remarquable, il détermine des phénomènes nerveux importants et entre autres un collapsus si rapide et si complet, qu'en physiologie expérimentale il pourrait être employé avec avantage pour insensibiliser et immobiliser les animaux. Il est donc indispensable de savoir si dans le vomissement qu'il détermine, les actes mécaniques n'éprouvent pas de la part de cet agent des modifications qui lui seraient spéciales. Y a-t-il des différences notables entre le vomissement spontané et le vomissement provoqué par l'apomorphine ? C'est un point qu'il faut éclaircir sous peine de laisser toutes nos expériences très-discutables. Or, en les poursuivant, nous avons plus d'une fois fait vomir nos chiens par l'excitation du bout central ou la section du pneumo gastrique, nous avons eu occasion d'assister à des vomissements sous l'influence du chloroforme, nous avons enfin eu la chance de prendre un tracé de vomissement spontané. Sans doute il n'y a pas identité complète dans toutes ces expériences ; mais les différences constatées ne sont pas essentielles. Elles portent sur la longueur, sur l'intensité de chacune des périodes ; mais aucune des périodes ne man-

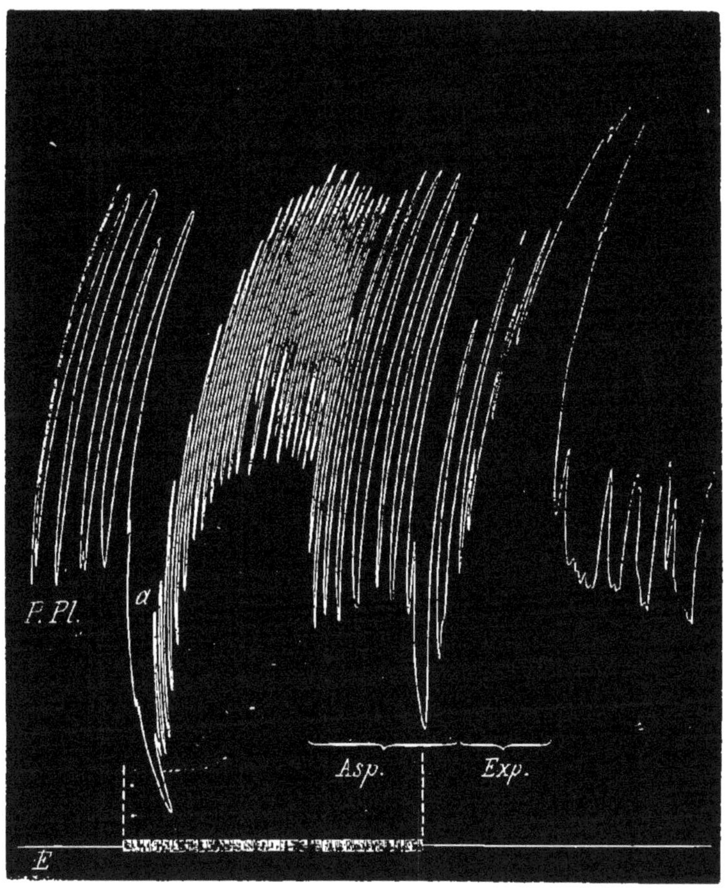

FIGURE 6.

Vomissement par excitation du bout central du pneumogastrique gauche.

P. pl, Pression pleurale. a, Début de l'excitation. *Asp*, Phase d'aspiration thoracique. *Exp*, Expulsion. *E*, signal électrique.

que. Il est facile de s'en assurer en comparant aux diverses figures que contient ce travail la figure n° 6, tracé d'un vomissement obtenu par l'excitation du bout central du pneumo-gastrique. Nous avons donc le droit d'appliquer au vomissement en général ce que nous allons observer dans le vomissement sous l'influence de l'apomorphine.

La comparaison entre le mécanisme du vomissement et celui de la rumination a longtemps été classique ; peu de physiologistes ont étudié l'un sans le rapprocher de l'autre et Flourens, à propos des phénomènes du mérycisme, les désigne souvent sous le nom de *vomissement propre des animaux ruminants*. En 1877, M. Toussaint (1), professeur à l'école vétérinaire de Toulouse, vint protester contre cette assimilation des deux actes. Dans un mémoire remarquable, il démontra, en prenant pour point de départ une idée émise par M. Chauveau dans ses cours, que « la raréfaction de l'air dans la cavité thoracique est la cause du passage des matières alimentaires du rumen dans l'œsophage ; » puis, dans les dernières pages de ce travail, traitant d'une façon assez sommaire le vomissement, il arriva à conclure que dans ce cas « l'action des puissances respiratoires a pour effet de mettre obstacle à la réjection. » Il paraît difficile de comprendre au premier abord cette intervention différente des mouvements de la respiration dans des phénomènes si comparables. Autant les conclusions de M. Toussaint relatives à la rumination nous paraissaient inattaquables, autant celles relatives au vomissement nous semblaient peu fondées. En commençant nos expériences, nous avions le pressentiment qu'elles nous conduiraient à un résultat opposé : c'est ce qui est arrivé en effet.

L'étude de la pression intra-thoracique nous a permis tout d'abord de confirmer la division du vomissement en deux temps que nous avions théoriquement établie. Dans un premier temps (phase préparatoire), les inspirations deviennent plus profondes et les expirations plus

(1) Toussaint. Thèse pour le doctorat ès-sciences. Lyon 1877.

énergiques ; l'aspiration thoracique s'exagère, et la pression abdominale augmente : c'est là le fait essentiel de cette phase. La seconde commence au moment où cesse cet excès d'aspiration ; la pression devient positive et va en croissant jusqu'au rejet des matières par la bouche : phase d'expulsion ou de réjection. La durée, l'intensité relatives de ces deux moments, présentent des variétés en rapport avec diverses circonstances, notamment avec l'état de la glotte ; mais les deux phases existent toujours.

Ces phénomènes thoraciques nous ont paru tenir en grande partie sous leur dépendance les phénomènes propres du vomissement, c'est-à-dire la migration du contenu gastrique à travers le cardia et l'œsophage. A la phase d'aspiration, correspond l'entrée de ces matières dans l'œsophage ; c'est pendant que le thorax se dilate que le cardia se laisse franchir. C'est seulement alors que la pression abdominale atteint son maximum d'intensité, et ce grand effort que l'on est habitué à regarder comme nécessaire pour forcer le cardia, ne prend tout son développement que pour aider l'œsophage à faire remonter jusqu'au pharynx les matières qui l'ont envahi.

Telle est à notre sens la manière dont il faut comprendre le vomissement. En dehors de ces faits primordiaux, nous avons pu également saisir le mécanisme ou trouver l'interprétation de certains faits accessoires, par exemple la pâleur qui accompagne la nausée, l'abaissement de la pression artérielle et le ralentissement du cœur pendant le vomissement. Ces phénomènes peuvent se rattacher, du moins en partie, comme l'acte même du vomissement, aux influences thoraciques. Les expériences dont l'exposition va suivre, justifient les faits qui viennent d'être avancés et l'explication que nous en avons donnée.

Phase d'aspiration thoracique.

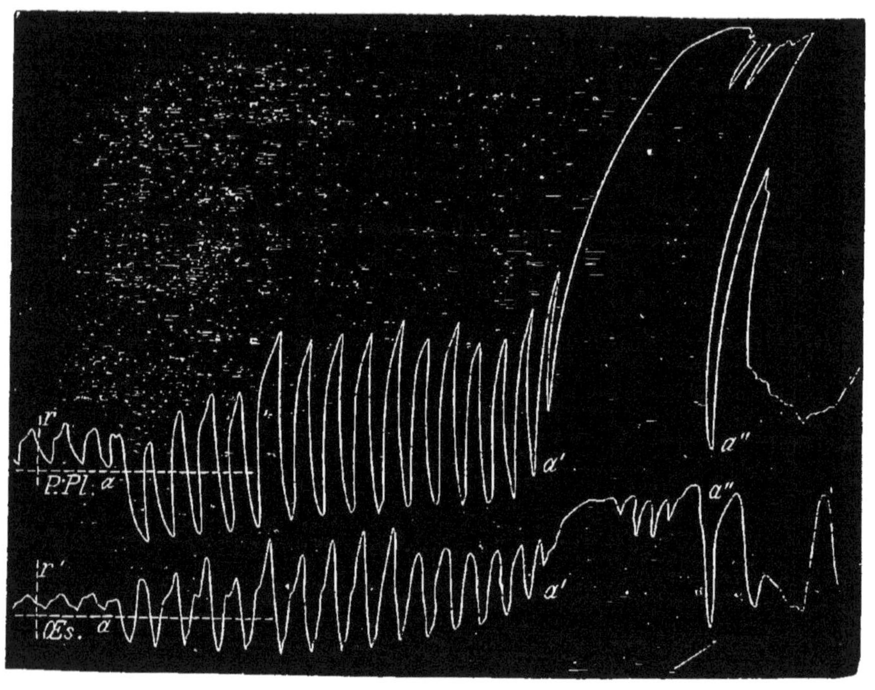

FIGURE 7.

Aspiration thoracique préparatoire.

P, pl, Pression pleurale. *Œs*, Indication de l'ampoule œsophagienne. a, Début de la phase d'aspiration. *a''* Fin de cette phase. *a'* Fin du vomissement.

Tous les graphiques de vomissement qui sont représentés dans ce travail, pourraient servir à démontrer la réalité de l'aspiration thoracique préalable, car il n'en est pas un qui ne la reproduise. Le tracé ci-joint, en donne un exemple remarquable.

Il a été obtenu sur un chien de grande taille, mis en expérience une heure environ après un repas copieux et chez lequel les vomissements ont été provoqués à l'aide de l'apomorphine. Sur les deux lignes dont se compose ce tracé, les traits descendants correspondent aux mouvements inspiratoires. A partir du point *a*, la descente devient brusquement exagérée, et continue à dépasser, dans les inspirations qui suivent, la ligne des *minima* des inspirations antérieures. C'est aussi à partir de ce moment que les signes extérieurs du vomissement (mouvements de l'animal, turgescence du cou, projection de la tête en avant, ouverture de la bouche) se manifestent. L'aspiration thoracique initiale est donc un fait démontré. Elle commence avec le vomissement lui-même et se prolonge jusqu'au moment où l'animal s'immobilisant fait un effort suprême qui aboutit à la réjection.

Il peut sembler que ce fait est de connaissance vulgaire et que nous nous appliquons ici à donner la démonstration d'un fait depuis longtemps accepté. Il est vrai, en effet, que la plupart des auteurs signalent dans le vomissement l'abaissement initial du diaphragme ; mais la plupart aussi n'attirent l'attention que sur l'excès de pression que ce mouvement détermine dans l'abdomen. Un petit nombre s'inquiète de ce qui se passe en même dans le thorax, et tous, parmi eux, n'interprètent pas les mêmes faits d'une façon semblable. Hunter (1) le premier, signale l'importance que peut avoir le vide ainsi formé dans la poitrine. Bérard (2) répète cette opinion et s'y montre favorable, sans chercher, du reste, à en contrôler la justesse. Récemment enfin, Lüttich (3) étudie expérimentalement cette question et démontre la réalité de cette aspiration préparatoire, en lui accordant une importance qui, nous le verrons plus loin, est complètement justifiée. Mais Traube soutient au con-

(1) Hunter. Obs. on certain parts of the animal economy.
(2) Bérard. Cours de physiol.
(3) Lüttich. Th. inaug. Kiel, 1873, et Centrabl., 1873.

traire que le vomissement commence par une expiration, et nous avons vu que Toussaint est d'un avis tout à fait semblable. Nous ignorons sur quels faits Traube établit son opinion, que nous avons simplement vue mentionner et contredire dans le travail de Lüttich. Mais, nous avons attentivement recherché quelle cause avait pu mener un physiologiste aussi habile que M. Toussaint, à des conclusions que chacune de nos expériences démentait. L'insuffisance des appareils explorateurs dont il s'est servi semble en donner la raison. L'examen de la pression trachéale, par laquelle il voulait juger la pression thoracique, ne pouvait lui donner que des indications incomplètes, presque erronées. La période d'aspiration thoracique a donc échappé à son observation ; elle existe pourtant dans ses expériences mêmes, mais si faiblement accusée qu'il faut être prévenu de son existence pour pouvoir la retrouver sur les tracés que M. Toussaint a publiés dans son mémoire. La phase d'aspiration thoracique peut être acceptée pour un fait démontré.

Bien que constante, cette phase n'est pas sans présenter des variétés importantes dans sa durée et son intensité. Au lieu du long essoufflement que révèle le tracé n° 7, on peut dans d'autres cas ne rencontrer qu'un petit nombre d'inspirations forcées ou même une seule. Ces différences se rattachent à des conditions diverses qu'il faut essayer de démêler.

Influence de l'agent qui a provoqué le vomissement.

En consultant les nombreux graphiques de vomissements que nous avons recueillis, on constate que les phénomènes varient suivant la cause même du vomissement. Tantôt les inspirations initiales sont nombreuses, amples, assez lentes; la première est la plus profonde et celles qui suivent vont en décroissant d'amplitude jusqu'au moment où la réjection commence, ou bien elles restent égales entre elles pendant toute cette période : tels sont les caractères habituels du vomissement par apomorphine. Tantôt les inspirations, tout en étant très-profondes, sont brusques, rapides, comme saccadées et sans qu'elles suivent une progression croissante, régulière, on peut remarquer que la dernière, celle que va suivre l'expulsion, est plus exagérée encore et abaisse la pression thoracique plus que les précédentes. Ces phénomènes appartiennent en général au vomissement par excitation du bout central du pneumogastrique. Dans un cas, il n'y a eu qu'une inspiration initiale, très-forte, mais immédiatement suivie de l'expulsion, c'est dans un cas de vomissement spontané (fig. n° 10). Faut-il en conclure que c'est à l'influence seule des vomitifs ou à l'excitation artificielle des nerfs vagues qu'on doit attribuer l'essoufflement prolongé si souvent constaté par nous, et que dans le vomissement spontané cette période serait plus courte? C'est une question que nous ne saurions juger encore. Le cas actuel n'a pas à ce point de vue une grande valeur : l'animal était attaché sur le dos, circonstance défavorable au vomissement et dont nous aurons plus tard à tenir compte en étudiant l'influence de la position. L'observation clinique donne à cet égard des résultats divers. Dans l'embarras gastrique et d'une façon générale dans les affections gastriques, nous pouvons affirmer d'après l'observation de plusieurs malades qu'une période d'anhélation très-facile à reconnaître précède le vomissement. Au contraire, le vomissement dans les affections cérébrales, survient avec une telle brusquerie que c'est à peine si une forte inspiration peut prendre place entre le moment où le malade se met sur son séant et celui où il rejette ses aliments. Dans les affections thoraciques, on croit communément que le vomissement est dû aux simples efforts de toux et que par conséquent il se produit à l'aide des seules forces expiratrices. Nous avons dû rechercher si réellement l'expiration seule intervenait dans le phénomène et nous avons à ce point de vue étudié les deux maladies des voies respiratoires où le vomissement est le plus fréquent; la phthisie pulmonaire et la coqueluche.

Il nous a été facile d'assister souvent à des vomissements de phthisiques, Nous ne voulons pas parler de ceux qui, suivant l'expression de MM. Hérard et Cornil (1), sont indépendantes des secousses imprimées au thorax; mais de ceux qui sont fréquemment provoqués par des efforts de toux. Dans ce cas, ils peuvent survenir de deux façons. Une quinte de toux survient et se prolonge, et c'est au moment où elle semble devoir se terminer que le malade la croyant passée fait successivement quelques fortes respirations à la suite desquelles il vomit ; et la quinte peut alors recommencer. D'autres fois, c'est au cours d'un accès de dyspnée survenu après le repas que le malade déjà livré à des mouvements inspiratoires exagérés, voit tout à coup survenir simultanément le vomissement et la toux. Enfin, la scène s'est passée de la façon suivante dans un cas auquel j'ai récemment assisté. Un tuberculeux, dont le pharynx était criblé d'ulcérations, se gargarisait; il ressent le besoin de respirer, rejette vivement le liquide contenu dans sa bouche et fait une forte inspiration. Il vomit presque aussitôt et la toux ne survient qu'ultérieurement.

Quant à la coqueluche, nous n'avons pas eu la bonne for-

(1) Hérard et Cornil. Phthisie pulm., p. 330.

tune d'en observer depuis que nos recherches sont commencées. Mais la description que Trousseau a donnée du vomissement qui complique cette affection confirme si bien nos faits expérimentaux qu'elle doit être ici citée tout entière (1).

« ... Enfin les mouvements des muscles expirateurs se calment, un effort d'*inspiration* se produit, accompagné du sifflement caractéristique dû peut-être au resserrement spasmodique du larynx dont les muscles sont également entrés en convulsion. Cette inspiration est le signal d'un instant de repos; mais cette trêve est de courte durée, et bientôt les mêmes accidents se reproduisent. Cette seconde explosion de toux se termine encore de la même façon par une *inspiration, plus longue cette fois que la première*, et il y a ainsi plusieurs reprises après lesquelles le malade est comme épuisé de fatigue. Généralement pendant ses accès qui peuvent durer quelques minutes il rejette un liquide glaireux, filant, incolore, en quantité considérable, et *à la fin il vomit* ordinairement des mucosités et des matières alimentaires. »

Ce tableau peut se passer de commentaires. On le voit donc, dans les affections même où les muscles expirateurs sont surtout en jeu, le vomissement ne survient qu'après des inspirations profondes, tantôt fréquentes, tantôt uniques dans la phthisie, rares quelquefois, mais prolongées et énergiques dans la coqueluche. Qu'il soit pathologique ou expérimental, le vomissement est donc toujours pour ainsi dire le prix d'efforts inspirateurs dont le groupement, l'intensité, le nombre même varient avec la cause même qui le produit, mais suivant des lois que nos expériences trop peu nombreuses ne nous permettent pas d'établir.

L'ouverture ou l'occlusion de la glotte ne sont pas sans influence sur la phase d'aspiration thoracique; mais les

(1) Trousseau, Clin, de l'Hôtel-Dieu, 3e éd., t. II, p. 484.

modifications qu'elle subit en entraînent de très-considérables du côté de la pression abdominale; et c'est seulement quand nous aurons étudié cette dernière que nous pourrons aborder avec fruit l'action que l'état de la glotte exerce sur la phase aspiratrice du vomissement.

Phase d'expulsion.

Nous avons jusqu'à présent borné notre étude à la phase initiale du vomissement. Jusqu'ici tous les phénomènes passés en revue s'arrêtent au moment où commence l'effort suprême qui aboutit à la réjection. A ce moment la pression thoracique devient positive et s'élève à une hauteur considérable. Elle peut atteindre quelquefois quarante centimètres d'eau et souvent les dépasser. La transition entre cette phase et la précédente se fait quelquefois brusquement, et l'on voit le tracé s'élancer d'un seul trait d'un point très-bas à un point extrêmement élevé. Dans d'autres cas la transition est ménagée et l'effort expiratoire est séparé de la phase des inspirations par une série de mouvements respiratoires pendant lesquels l'aspiration devient de plus en plus faible. Ces faits n'ont peut-être pas eu eux-mêmes une importance considérable; mais ils montrent que le vomissement n'est pas toujours un acte aussi instantané, aussi brusque qu'on est habitué à le croire, et cette considération ne sera pas inutile quand viendra le moment de discuter l'instant précis du passage à travers le cardia des matières contenues dans l'estomac.

Etudié en lui-même, l'effort expirateur présente quelques variétés. Rarement on le voit cesser brusquement après avoir atteint son maximum de manière à s'accuser sur les graphiques par un angle à sommet très-aigu. Plus souvent après avoir rapidement atteint son maximum, il s'y maintient ou à peu près; la plume trace alors une ligne presque horizontale qu'interrompt généralement dans sa seconde moitié une encoche plus ou moins profonde due à une inspiration brève et saccadée. L'effort, après avoir ainsi conservé son intensité jusqu'à l'expulsion des aliments, s'arrête. La détente est immédiate, le thorax se dilate, l'aspiration thoracique revient pour un moment à un degré exagéré ou du moins regagne d'emblée sa valeur normale; la glotte qui s'était fermée, se rouvre et permet à l'air de se précipiter dans la poitrine. Puis la respiration troublée se régularise, et les phénomènes thoraciques reprennent leur marche normale.

CHAPITRE IV.

PRESSION ABDOMINALE PENDANT LE VOMISSEMET.

Retrouve-t-on dans les variations de la pression abdominale les deux phases si tranchées que l'on constate dans la pression thoracique ? La pression diffère-t-elle dans l'estomac de ce qu'elle est dans le reste de l'abdomen ou, en d'autres termes, les contractions propres de l'estomac s'ajoutent-elles à celles du diaphragme et des muscles abdominaux pour produire le vomissement ? L'expérience dont les résultats sont inscrits dans la fig. n° 8 , nous donne la solution de ce double problème.

Elle était instituée dans les conditions suivantes : une sonde introduite dans le rectum, une autre introduite dans l'estomac par une fistule gastrique dont les bords étaient liés sur elle, donnent l'indication des pressions respectives dans chacune de ces cavités. Elles ont l'une et l'autre à peu près la même valeur manométrique. Un premier fait se laisse d'abord constater, c'est que les deux pressions oscillent constamment d'une façon égale et parallèle, et que le vomissement s'accomplit sans que la pression gastrique se soit à aucun instant montrée supérieure à la rectale. L'estomac est donc resté passif pendant cet acte ; car on ne saurait, au premier abord, concevoir qu'il se fût contracté sans que l'ampoule qu'il renfermait n'eût accusé un excès de pression. Cependant il ne faudrait pas tirer de ce fait une conclusion absolue.

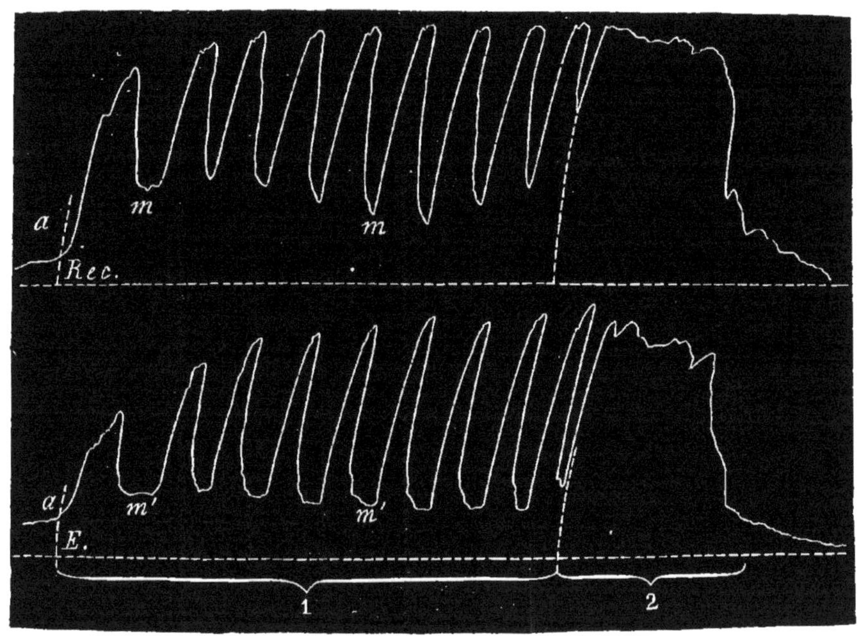

FIGURE 8.

Comparaison des pressions rectale et stomacale pendant le vomissement.

Rect. Pression rectale. *E*, Pression dans l'estomac. *a*, Début de l'augmentation de pression. *M,M'*, coïncidences exactes des minima de pression dans les deux cavités. 1, 2, Périodes d'aspiration thoracique et d'expulsion.

Les ampoules exploratrices étaient (à dessein du reste) peu sensibles. De plus, entre les parois de l'estomac et l'ampoule, il y a un espace notable rempli à la fois par des matières semi-liquides et par des gaz. Ces derniers, très-compressibles, peuvent subir les contractions de la paroi stomacale en atténuant l'effet transmis à l'ampoule qu'ils enveloppent. Toutes ces circonstances imposent une certaine réserve. Ajoutons enfin que dans quelques expériences des oscillations très-lentes du levier sont venues révéler des contractions de l'estomac très-lentes elles-mêmes, et telles qu'on doit les attendre de la part des tuniques musculaires lisses de cet organe. Quelquefois même, ces contractions se prolongent après le vomissement, ainsi que le démontre le tracé suivant que nous donnons à cause de sa netteté. La réjection est finie ; la pression abdominale (fig. 9) est devenue à peu près uniforme. comme l'indique l'ampoule rectale. Mais la pression intra-stomacale subit des variations tout à fait indépendantes des mouvements de la poitrine ou de l'abdomen et que l'on ne peut rapporter qu'aux contractions mêmes du ventricule. Ces contractions existent donc quelquefois ; mais elles sont trop faibles, trop lentes, trop inconstantes pour avoir la moindre importance au point de vue actuel.

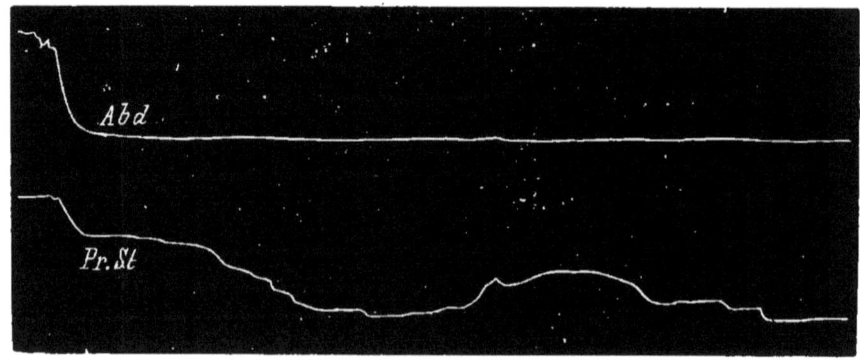

FIGURE 9.

Contraction de l'estomac après vomissement.

Abd, Pression abdominale. *Pr, st.* Pression stomacale.

Magendie (1) avait conclu que « l'estomac ne se contracte pas toujours pendant le vomissement ; » s'il avait démontré que les contractions de cet organe ne sont pas

(1) Magendie. Loc. cit.

nécessaires, il n'avait pas nié, comme on le lui a fait souvent dire, qu'elles ne pussent parfois se produire. C'est aux mêmes conclusions que nous mène sur ce point l'étude comparée des pressions gastrique et rectale, le rectum étant considéré comme nous donnant la pression même de l'abdomen.

Arrivons maintenant à l'autre partie de notre double problème. Tandis que dans le thorax les pressions se font en sens inverse l'une de l'autre dans les deux phases du vomissement, dans l'abdomen elles s'exercent constamment dans le même sens. A partir du moment où elles commençent à s'élever, elles suivent une progression manifeste. Malgré cette conformité de tendances, elles ne présentent pas les mêmes caractères dans les deux phases que nous mettons en opposition. Pendant l'aspiration thoracique (1. fig. 8), la ligne d'ensemble du tracé s'élève graduellement, mais en subissant des oscillations d'autant plus remarquables, qu'avant le début du vomissement elle était à peu près droite. Pendant la phase d'expulsion, elle se maintient sans oscillations notables au niveau, ou un peu au-dessus du dernier maximum atteint, pour retomber brusquement à son niveau initial aussitôt l'expulsion faite. Ainsi une période de pression croissante correspond à la phase des aspirations thoraciques, et une période de pression exagérée soutenue à la phase de l'expulsion. Ces relations sont-elles absolues et peut-on admettre que le phénomène de l'aspiration thoracique tient sous sa seule dépendance tous ces phénomènes abdominaux ? Il est incontestable qu'il en tient au moins une partie et que l'excès de la pression dans une cavité dépend de la cause même qui la fait baisser dans l'autre. On peut voir en effet sur plusieurs figures que les deux tracés de la plèvre et du rectum oscillent en sens opposé, l'aspiration devenant la plus forte au-dessus du diaphragme quand la pression atteint son maximum au-dessous. Etant donnée la disposition anatomique du thorax et de l'abdomen, ces faits ne peuvent s'expliquer que par les mouvements mêmes du diaphragme. Ils ne sont d'ailleurs que l'exagération même des phénomènes normaux, et l'amplitude inusitée des oscillations dénote seulement que cette cloison membraneuse atteint dans son abaissement des limites dont elle reste éloignée pendant la respiration régulière.

Mais si les grandes variations de pression trouvent ainsi leur cause, on ne voit pas encore comment la moyenne des pressions s'exagère dans l'intervalle de deux respirations de telle façon qu'à la fin de la seconde elle se trouve définitivement plus élevée qu'à la fin de la première. Il ne s'agit pas ici d'une série de mouvements diaphragmatiques, dans laquelle chacun dépasse en amplitude celui qui l'a précédé. S'il en était ainsi, le graphique aurait les caractères suivants : la ligne des maxima serait ascendante, la ligne des minima serait, au contraire, horizontale, et les ondulations mesurées dans le sens des ordonnées donneraient des hauteurs de plus en plus considérables à partir du début. Il n'en est point ainsi sur nos figures. La ligne des maxima s'élève sans doute, mais celle des minima s'élève aussi, et les ondulations comparées entre elles sont sensiblement égales, sauf quelquefois la dernière qui dépasse toutes les autres. A la force agissant par intervalles qui détermine les accroissements intermittents de pression, s'ajoute donc une force continue qui rend compte de l'accroissement progressif. C'est cette force qu'il s'agit de déterminer.

On pourrait supposer que dans son mouvement alternatif le diaphragme, au moment de l'expiration, ne se relève plus jusqu'à la hauteur qu'il avait dans le thorax dans l'expiration précédente ; puis à l'inspiration suivante partant d'un point moins élevé, il pourrait, en fournissant une course toujours égale, atteindre un niveau inférieur à celui de la précédente inspiration. En un mot, il ne se

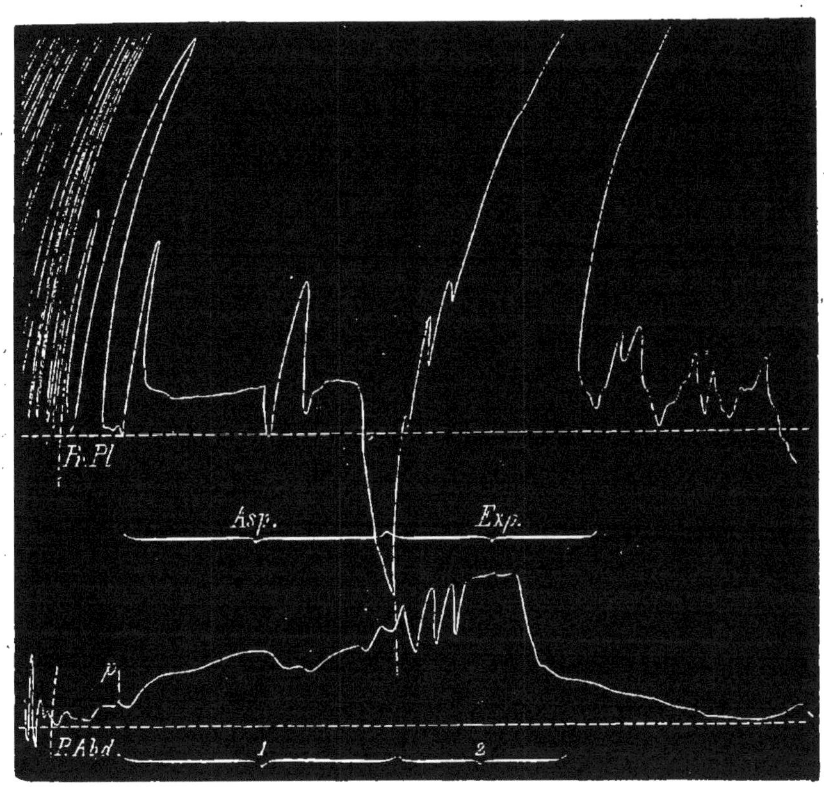

FIGURE 10.

Augmentation initiale progressive de la pression abdominale avant le vomissement.

P. pl, Pression pleurale. *Asp. exp*, Variation de la pression pleurale pendant les phases d'aspiration et d'expulsion. *P. abd.* Pression abdominale. *P*, Début de l'augmentation de pression. 1, 2. Etat de la pression abdominale pendant les phases d'aspiration et d'expulsion.

relâcherait jamais complétement, et la part de contraction qu'il conserverait ainsi, devenant de plus en plus considérable, sans que ses mouvements diminuent d'amplitude, il rendrait raison par sa seule action, du double accroissement progressif et intermittent de la pression abdominale. Cette explication ne laisse pas d'être subtile; mais elle est fausse et doit être réfutée. Une pareille intervention du diaphragme entraînerait des pressions expiratoires de plus en plus faibles. Au contraire, pendant la phase d'aspiration thoracique, ces pressions sont elles-mêmes exagérées; l'interprétation précédente tombe d'elle-même et la force que nous cherchions est encore à trouver.

Le diaphragme étant éliminé, elle ne peut résider que dans les muscles de la paroi antérieure de l'abdomen. Ce sont eux dont la contraction énergique et prolongée fait régulièrement élever la pression abdominale pendant la phase d'aspiration thoracique. Ce n'est pas par exclusion seulement que l'on arrive à leur assigner ce rôle. Dans le tracé nº 10, on voit la pression abdominale augmenter bien longtemps avant que ne se produise la dilatation thoracique. Ici le diaphragme n'est pas en jeu, puisque aucun phénomène nouveau n'apparaît du côté de la poitrine, tandis que les viscères de l'abdomen sont manifestement comprimés. Aussi voit-on sur ce tracé les muscles abdominaux accuser leur action par une ligne régulièrement ascendante. Les caractères, la forme, la direction de cette ligne ne sont autres que ceux de la ligne des minima de la figure 8. Isolée ou unie à celle du diaphragme, la part qui revient à ces muscles peut ainsi, sans difficulté, se retrouver dans nos tracés.

Dès le moment où la période d'expulsion commence, la pression, qui devient à cet instant positive dans le thorax, cesse de grandir ou grandit à peine dans l'abdomen et reste seulement soutenue. Comme la première, pendant toute la durée de l'effort terminal, elle accuse les très-petites oscillations dont elle est animée par une ligne à peine ondulée qui suit sensiblement la direction de l'abscisse. Dans cette dernière période, les variations de pression sont de même sens dans les deux cavités ; elles offrent un type rigoureusement inverse de celui de la phase préparatoire où elles sont de sens contraire. La pression subit donc de part et d'autre du diaphragme les mêmes influences et au même instant. Il est très naturel d'admettre que dans ces conditions elle s'égalise dans le thorax et dans l'abdomen. Cela nous paraît si rationnel que nous osons l'affirmer, bien que nos explorations, faites à l'aide d'appareils dont la valeur manométrique n'est pas comparable (sonde rectale et pleurale) ne nous aient pas permis des mensurations directes.

D'ailleurs les tracés prennent alors un aspect tout à fait comparable à ceux de l'effort dans les conditions normales, et dans l'effort les pressions s'égalisent sur les deux faces du diaphragme. (Voy. Effort. Chap. II.). Ce muscle cesse d'intervenir dès ce moment, car il ne pourrait exécuter la moindre contraction sans rompre l'équilibre établi. Les puissances qui entrent alors en action ou plutôt exagèrent leur action pour terminer le vomissement ne sont autres que les muscles qui revêtent le thorax et l'abdomen : ce sont leurs mouvements qui vont maintenant attirer notre attention.

CHAPITRE V

EXPLORATION DES MOUVEMENTS DES PAROIS THORACIQUES ET ABDOMINALES

L'exploration des mouvements des parois thoraciques et abdominales a été jointe dans quelques expériences à celle des pressions. Mais en raison même de la violence des actes musculaires qui président aux différentes phases de l'acte du vomissement, les courbes fournies par les appareils explorateurs appliqués sur les parois thoraciques et abdominales, ont donné des indications compliquées, d'une interprétation difficile et variable du reste suivant le point d'application des appareils. Nous avons insisté, dans le chapitre relatif à *la Technique*, sur la nécessité de contrôler par l'exploration des pressions intérieures les indications fournies par l'exploration des mouvements des parois. Nous ne reviendrons pas ici sur ce point. La meilleure preuve que nous puissions donner de cette nécessité, c'est l'erreur dans laquelle nous semble être tombé M. Toussaint qui a plutôt étudié les mouvements des parois que les pressions intérieures.

Au moment de la phase préparatoire du vomissement, M. Toussaint constate l'affaissement des côtes ; et comme la pression trachéale qu'il explore ne peut lui indiquer la forte aspiration thoracique qui se produit alors, il conclut logiquement, d'après les prémisses dont il dispose, que cet affaissement des côtes est un mouvement actif, et poussant plus loin le raisonnement, il établit que la pression augmente dans la poitrine avant le vomissement. Il est beaucoup plus simple d'admettre que le vide créé dans la poitrine par l'abaissement exagéré du diaphragme et non compensé par une entrée suffisante de l'air, entraîne une dépression de la paroi thoracique sous l'influence de la pression extérieure. C'est un phénomène analogue au tirage sus-sternal ou épigastrique, qui se produit quand un obstacle arrête l'entrée de l'air à la partie supérieure des voies aériennes. La notion que nous avons acquise des pressions exactes intra thoracique et intra abdominale nous fait paraître ces phénomènes tout naturels ; mais l'analyse n'aurait pu en être faite par la seule étude des mouvements pariétaux.

Enfin une nouvelle cause d'erreur se présente ; mais celle-ci, du moins, peut en partie être évitée. Lorsque l'appareil explorateur est appliqué au niveau des fausses côtes, on ne peut savoir de quelle cavité : thorax ou abdomen, le tracé représente les modifications. Tout dépend alors du type respiratoire de l'animal : a-t-il le type costal supérieur, on inscrit les mouvements de l'abdomen ; a-t-il le type inférieur, ceux du thorax. La région des fausses côtes, en effet, constitue une sorte de zone neutre au niveau de laquelle les deux cavités se pénètrent réciproquement, et l'augmentation de son périmètre peut tenir aussi bien au refoulement des viscères abdominaux vers le thorax qu'à la dilatation propre de cette cavité. Il faut donc appliquer les ceintures pneumographiques soit vers le haut de la poitrine, soit vers le bas du ventre.

Pour toutes ces causes nous n'avons pas insisté longuement dans nos expériences sur l'étude des mouvements de la paroi antérieure du tronc. Cependant il est une phase de vomissement dans laquelle ces indications superficielles

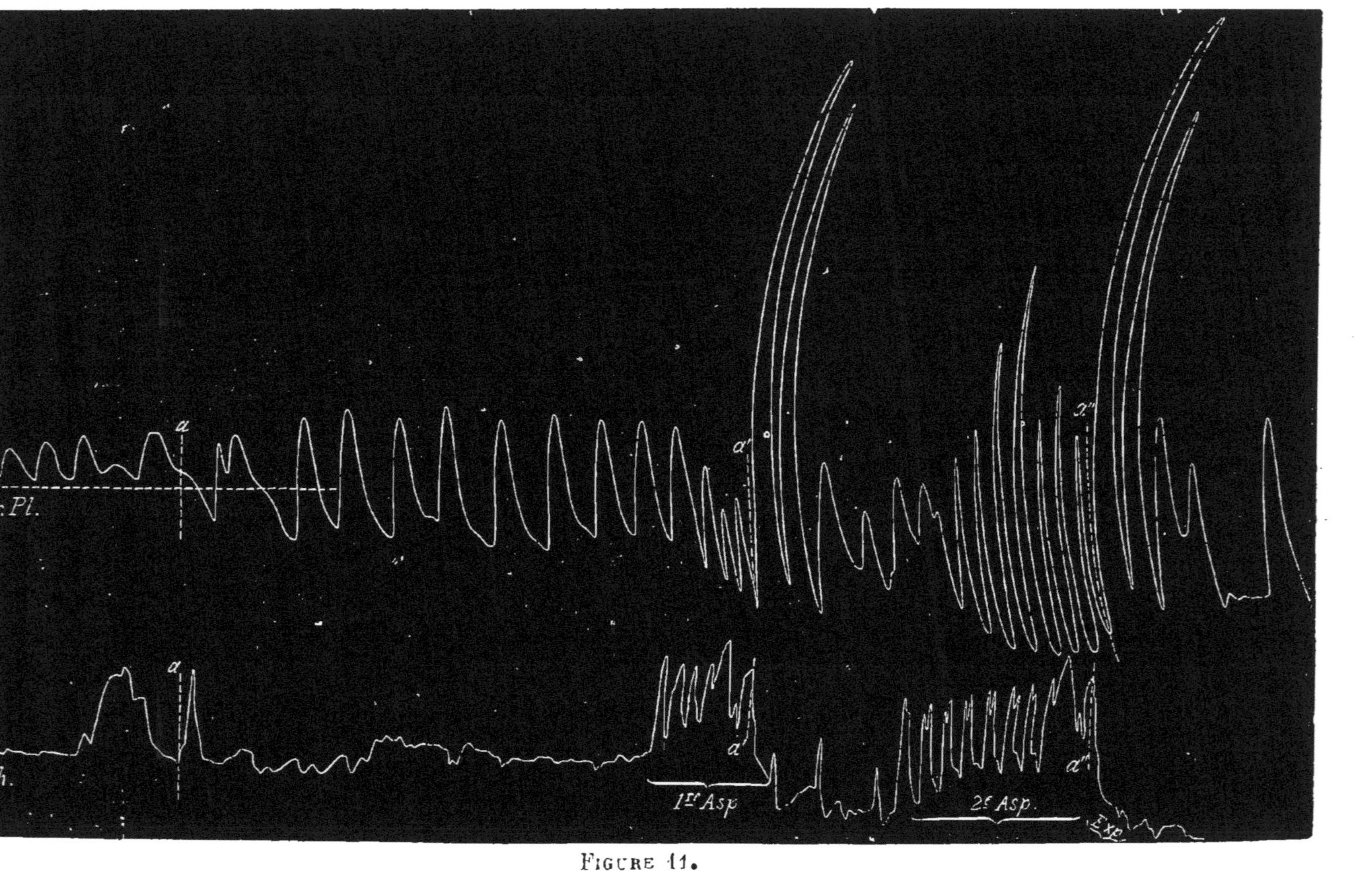

FIGURE 11.

Vomissement à l'état de vacuité; mouvement des côtes.

Pr. pl, pression pleurale. *Th*, Mouvements des côtes. *AA'* Phase d'aspiration thoracique. *As*, Exagération de l'aspiration

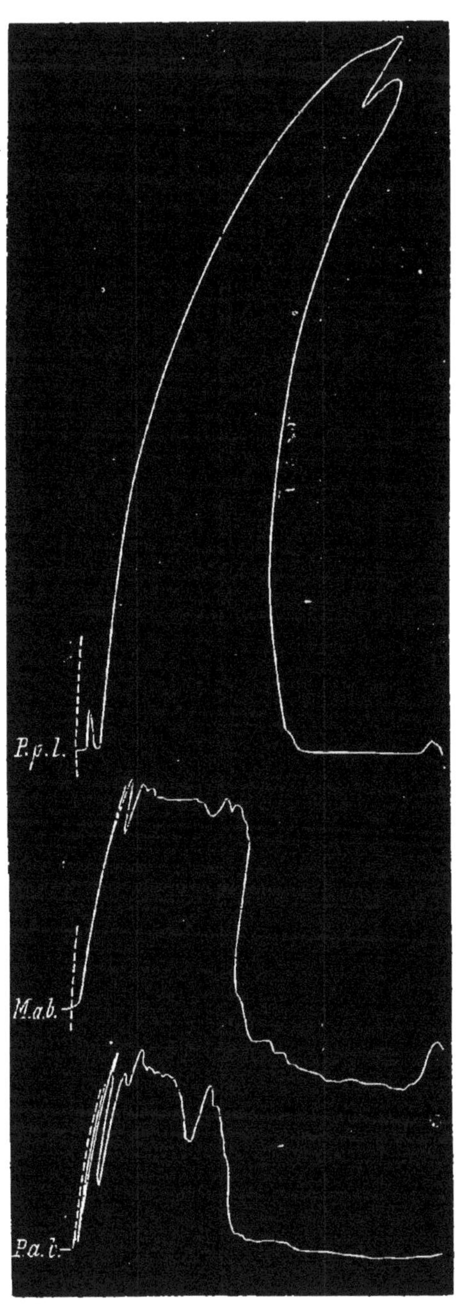

FIGURE 12.

Mouvements de la paroi abdominale pendant le vomissement.

Pr. pl, Pression pleurale. *M. ab*, Mouvements de la paroi abdominale. *P, ab*, Pression abdominale.

peuvent avoir leur utilité, c'est la phase d'expulsion. Alors en effet, bien des causes d'erreur sont supprimées : la pression devint égale et positive dans les deux cavités, le diaphragme cesse d'agir, la pression atmosphérique inférieure aux pressions internes ne peut plus manifester son influence, et les appareils explorateurs indiquent alors en toute réalité les mouvements des parois sur lesquelles ils sont appliqués. Deux figures (11 et 12) montrent bien quelle est alors l'action des muscles du thorax et de l'abdomen. Dans la première qui représente un vomissément véritable, bien que non suivi d'expulsion (voy. plus loin chap. IX), les côtes s'abaissent dans un mouvement expiratoire exagéré, mouvement que traduit la descente de la ligne Th. du tracé. Dans la seconde, l'explorateur appliqué sur la paroi *abdominale* indique une contraction permanente des muscles qui la composent, contraction qui atteint son plus haut degré au moment où va commencer l'expulsion et se maintient, avec d'imperceptibles oscillations, jusqu'à ce que la réjection soit complète. Cette exploration confirme donc les résultats que nous avait donnés l'étude des pressions, mais elle y ajoute en réalité peu de chose.

CHAPITRE VI

DE LA GLOTTE PENDANT LE VOMISSEMENT

L'état de la glotte semble être un des points les plus intéressants à étudier. Il est incontestable qu'elle se ferme à la dernière période pour prévenir la chute des matières dans les voies aériennes. Mais à quel moment a lieu cette occlusion ? Que deviennent à ce moment les mouvements respiratoires ? Si l'on consulte différents auteurs, on est à peu près sûr de trouver chaque fois une réponse différente à ces questions. Traube prétend que la glotte reste ouverte au moment de la forte expiration qui d'après lui est le phénomène initial. Lüttich (1) a constaté, par l'observation directe, qu'elle se ferme en même temps que se fait la grande inspiration du début. Bien longtemps avant eux, Bérard (2) avait enseigné que l'état de la respiration était le suivant : « D'abord une inspiration réelle, puis un effort simultané d'inspiration qui n'introduit pas d'air parce que la glotte est fermée, et d'expiration qui n'expulse point d'air parce que la glotte et le diaphragme résistent en même temps à l'action des muscles abdominaux. Toutes les opinions pourraient donc prendre place dans un historique complet. Ce désaccord des théories s'explique peut-être par le désaccord même des faits. Laissons de côté l'importance que peut avoir l'occlusion de la glotte au

(1) Lüttich. Loc. cit.

(2) Bérard. Cours de physiologie.

moment du retour des aliments dans le pharynx : c'est là un point étranger au sujet spécial que nous traitons. Est-il réellement très-important, au point de vue du vomissement lui-même, que la glotte soit ouverte ou fermée. Une expérience bien simple répond à cette question : un animal vomit alors même qu'on lui a fait la trachéotomie. Le vomissement pouvant ainsi se produire à glotte ouverte ou à glotte fermée, il n'est pas étonnant que suivant les cas on ait pu constater des états différents de l'orifice supérieur des voies aériennes. En outre, on est en droit de se demander si dans les cas d'examen direct l'application du miroir laryngoscopique ne détermine pas par action réflexe des mouvements des cordes vocales étrangers à l'acte même du vomissement. La question est des plus complexes.

Si l'ouverture de la glotte ne met pas au vomissement un obstacle absolu, il ne faut pas en conclure qu'elle soit indifférente. Dans une première expérience, on ouvre la trachée à un chien, mais la canule est étroite ; elle laisse passer tout juste la quantité d'air nécessaire à la respiration. Le vomissement se produit sans difficulté ; la phase d'aspiration est courte, mais les inspirations sont énergiques, et l'effort d'expulsion ne diffère pas sensiblement dans son expression graphique des efforts semblables produits dans les conditions ordinaires. (Voy. fig. 13). La pression abdominale ne subit pas pour sa part de modifications spéciales.

Dans une seconde expérience, la trachée est largement ouverte et mise en communication avec l'air extérieur par un tube presque aussi large qu'elle. Ici le tracé présente un tout autre aspect. La ligne supérieure (pression pleurale) montre une série d'aspirations thoraciques, dont le nombre n'a rien d'irrégulier, mais qui sont remarquables par leur peu d'énergie. Le levier qui les indique s'abaisse à peine au-dessous de la ligne moyenne des maxima des aspirations antérieures. L'effort d'expulsion

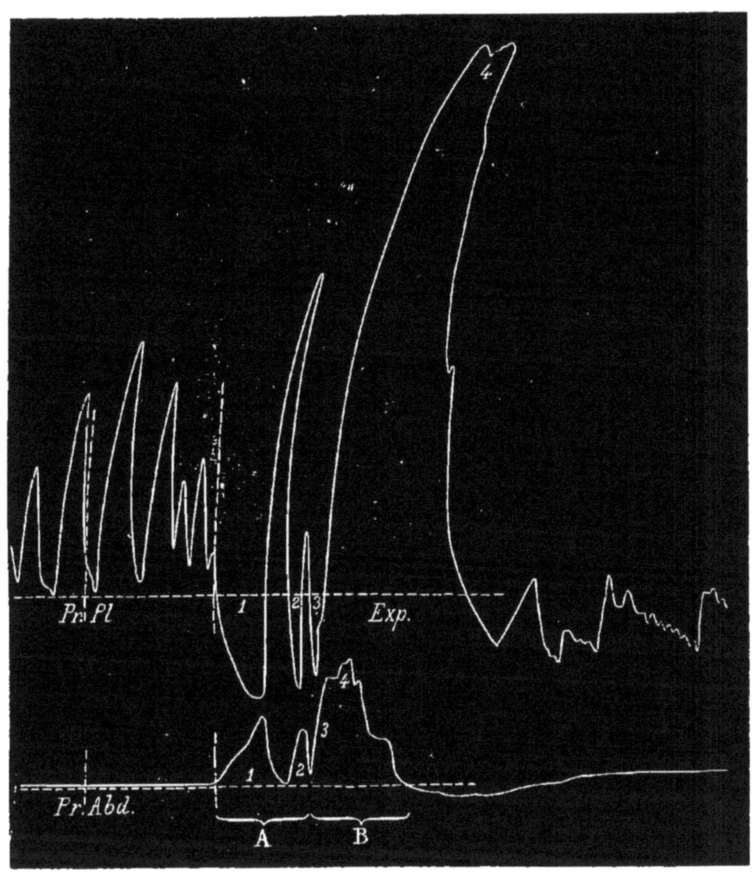

FIGURE 13.

Vomissement chez un chien dont la trachée ouverte porte une canule de petit calibre.

Pr. pl, Pression pleurale. *Pr. abd*, Pression abdominale. *Exp*. Expulsion.

n'a pas son intensité habituelle ; de plus il est brisé en deux. L'inspiration courte et arrêtée qui en général interrompt à peine cet effort le partage ici en deux efforts successifs. Dans la pression abdominale, on peut saisir aussi d'importantes modifications ; elle se marque par une sorte d'escalier, dont tous les degrés reposent sur une même ligne horizontale, mais dont chacun s'élève plus haut que celui qui le précède. Ce sont en somme les carac-

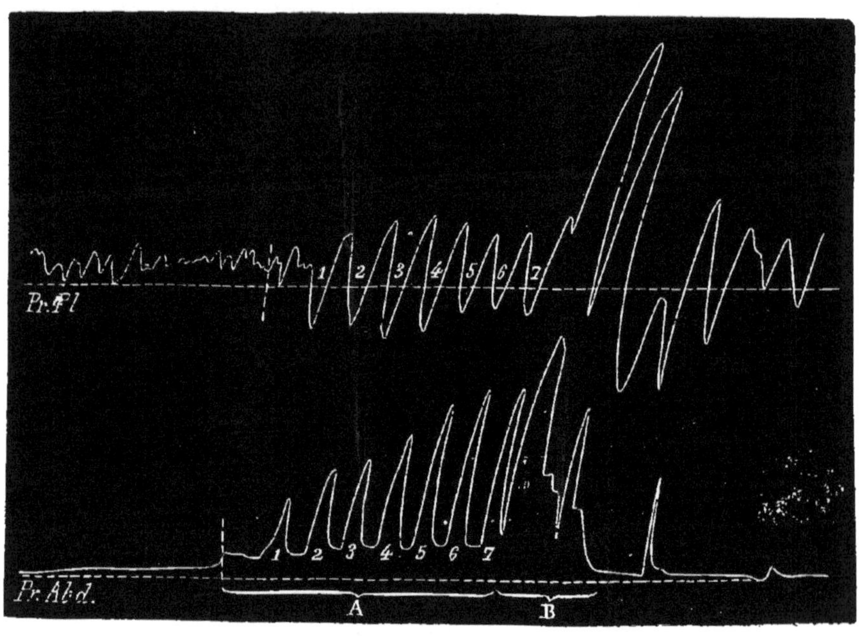

FIGURE 14.

Vomissement chez un chien dont la trachée ouverte porte une canule de grand calibre.

Pr. pl. Pression pleurale, *Pr abd*,. Pression abdominale. *A*, Phase d'aspiration thoracique. *B*, Phase d'expulsion.

tères que nous assignions tout à l'heure aux graphiques qui indiqueraient des mouvements de plus en plus amples du diaphragme : ligne des minima horizontale, ligne des maxima ascendante. Quand la pression abdominale est arrivée à un certain degré, elle s'y maintient et le vomissement se produit. Il est inutile actuellement d'insister sur l'interprétation de ces expériences ; le moment n'est pas encore venu d'en tirer les conclusions. Relevons seulement les faits suivants : une faible ouverture faite à la trachée ne gêne pas le vomissement, une large ouverture le modifie. L'aspiration thoracique du début ne pouvant atteindre son degré habituel, puisqu'elle est à chaque fois contrebalancée par la facile entrée de l'air dans la trachée, des phénomènes inusités apparaissent du côté de l'abdomen. La phase d'expulsion est elle-même troublée : l'effort d'expiation qui devrait surtout porter son action sur les maières à expulser ne réussit guère qu'à chasser l'air par la plaie trachéale, et un deuxième effort doit intervenir pour compléter le vomissement.

Souvent du reste le vomissement ne se produit qu'à la suite de plusieurs tentatives. Si dans le cours d'une expérience on suit attentivement l'animal, si l'on inscrit pendant assez longtemps toutes les modifications respiratoires qu'il présente, on constate qu'à certains intervalles les inspirations deviennent plus fréquentes et plus profondes ; en même temps l'animal se lèche, salive, s'agite ; on croit que le vomissement va survenir. Mais toute cette excitation se calme, et ce n'est qu'après plusieurs de ces débuts avortés, que le vomissement se fait. Les tracés que nous avons donnés plus haut, malgré la valeur qu'il semble juste d'y attacher, ne donneraient qu'une idée insuffisante des difficultés qu'une large plaie trachéale impose au vomissement. L'examen de ces nombreuses phases préparatoire non suivies de réjection peut seule en faire comprendre toute l'étendue.

C'est un fait connu en clinique que les malades trachéotomisés vomissent mal ou ne vomissent pas. Broadbent (1) signale même le fait caractéristique d'un enfant chez lequel les efforts de vomissement restaient infructueux tant

(1) Broadbent. The practitioner, fév. 1875.

que la canule était ouverte, mais devenaient efficaces si l'on prenait soin de la fermer. Cette observation peut être considérée comme l'exagération des phénomènes habituels que détermine au moment du vomissement l'ouverture de la trachée ou celle de la glotte. En général cette ouverture crée au vomissement des difficultés d'autant plus grandes qu'elle est elle-même plus étendue.

CHAPITRE VII

DU MOMENT PRÉCIS OU LE CONTENU DE L'ESTOMAC FRANCHIT LE CARDIA.

Toutes les recherches qui précèdent ne constituent en réalité qu'une étude préparatoire à celle du vomissement lui-même. Nous connaissons maintenant les variations et quelquefois la mesure des forces qui entrent en jeu, nous savons surtout quelles sont leurs valeurs relatives à chaque instant de l'acte pathologique. Mais cet acte même a jusqu'ici été laissé de côté : ce qui le caractérise, c'est le passage au cardia des matières stomacales. Le rejet par la bouche n'est qu'un fait consécutif, nous dirions presque accessoire au point de vue de ce travail. Ce point capital, essentiel, est celui qu'il nous faut maintenant éclaircir.

Il comporte deux ordres de recherches différentes, les unes destinées à savoir comment le cardia se dilate et quels sont les agents de cette dilatation, les autres à préciser l'instant où le contenu gastrique franchit l'orifice. Les premières ont surtout préoccupé les physiologistes, nous y reviendrons plus tard. Les secondes, très-importantes à notre avis, ont été fort souvent négligées. Persuadés en ffet que tout l'effort devait être consacré à forcer la résistance du cardia, ils supposaient sans plus ample informé que le passage avait lieu au moment du plus grand déploiement de forces ; et ne songeant pas que le vomissement est un acte complexe et prolongé dont les divers temps peuvent être comptés, ils n'admettaient pas d'intervalle appréciable entre le moment de ce passage et celui où ces matières arrivent au pharynx et à la bouche. Spring (1) résumait bien l'idée qu'on se fait en général du vomissement : « L'orifice cardiaque cède subitement, vaincu dans sa résistance, et les matières s'y échappent comme d'une outre pleine, qui serait percée tout à coup. Lorsque l'impulsion est très-énergique, les matières sont lancées d'emblée par la bouche et même par les narines à travers l'œsophage fortement tendu et dilaté. » L'accord pourtant n'était pas unanime. Bérard (2) avait émis quelques doutes : « Je pense, disait-il, qne l'œsophage s'emplit largement du contenu de l'estomac avant que l'éjaculation ait lieu par la gorge. » Mais cette opinion n'avait pas eu d'écho, et les auteurs qui vinrent après semblaient ne pas en tenir compte. Il faut arriver au rapport de M. Sappey à l'Académie de médecine (16 juin 1863) pour voir la question du vomissement développée sous un jour tout nouveau. Il s'agissait d'une observation recueillie par M. Patry (de Sainte-Maure). Un jeune berger avait été éventré par un taureau ; une grande partie des intestins sortis par la plaie avait pu être réduite, mais l'estomac faisant encore une hernie irréductible, M. Patry eut l'heureuse idée d'administrer du tartre stibié à son blessé. Le vomissement ne tarda pas à se produire. M. Sappey le décrit ainsi :

« Au moment où les premiers efforts se manifestent, l'œsophage « entre brusquement et violemment en contraction : l'estomac qui « faisait hernie entre les deux lèvres de la plaie rentre soudainement

(1) Spring. Symptomatologie, t. I, p. 89.
(2) Bérard. Cours de physiologie, p. 262.

« dans l'abdomen et s'applique contre la face inférieure du dia-
« phragme. A chaque contraction de l'œsophage, ce cardia s'entr'ou-
« vre et une certaine quantité d'aliments le traverse. Ce reflux des
« aliments a été constaté par M. Patry à l'aide de ses doigts appli-
« qués sur l'orifice œsophagien. Le vomissement n'a eu lieu qu'a-
« près plusieurs reflux successifs, c'est-à'dire lorsque la cavité de l'œ-
« sophage a été plus ou moins dilatée. Les contractions du dia-
« phragme coïncidaient avec celles de l'œsophage. Quant aux muscles
« de la paroi antérieure de l'abdomen, on comprend facilement que
« divisés comme ils l'étaient leur action a dû être et a été en effet
« presque nulle pendant la durée des efforts. »

Nous nous réservons de revenir ultérieurement sur les *contractions brusques et violentes de l'œsophage*. Un fait considérable résulte de cette description, c'est que les aliments ont passé à plusieurs reprises à travers le cardia et qu'une sorte d'emmagasinage provisoire des matières dans l'œsophage a précédé le vomissement. Aussi M. Sappey concluait-il : « Le vomissement présente deux temps : dans le premier, les aliments passent de l'estomac dans l'œsophage, dans le second ils sont expulsés au dehors. »

Il est difficile d'établir une loi physiologique sur un seul fait, surtout lorsque ce fait se présente dans des conditions irrégulières. Le vomissement, tel que MM. Patry et Sappey ont pu l'étudier, paraît être dans ce cas ; l'ouverture de l'abdomen lui donne un caractère anormal. Aussi nous n'aurions pas osé reconnaître comme fait général la division en deux temps proposée par ces observateurs, si nous n'avions pas été conduit à le faire par le raisonnement et par l'expérience.

Si l'on se contente de regarder vomir un animal ou un malade, il est impossible, par la seule inspection, de découvrir, de soupçonner même le moment où le contenu de l'estomac passe dans l'œsophage. Cet examen extérieur permet de reconnaître la phase d'essoufflement et la phase d'efforts; mais cette distinction en deux périodes n'entraîne avec elle aucune déduction relative aux actes intimes du vomissement. On ne peut pas ne pas croire que les aliments sont rejetés par la bouche presque à l'instant même où ils sortent de la cavité gastrique, et le vomissement proprement dit reste aux yeux de l'observateur simplement constitué par le violent effort qui est en effet l'acte le plus apparent. Grâce à la méthode graphique, au contraire, on est amené à comprendre qu'il ne peut en être ainsi. Au moment de la phase d'expulsion, les tracés indiquent dans l'abdomen et dans le thorax des pressions égales. Est-il possible que ce soit justement le moment où les matières stomacales quittent l'abdomen pour passer dans le thorax. On se demande en vertu de quelle puissance elles exécuteraient cette migration. Le cardia serait-il à ce moment aussi largement ouvert qu'on peut le supposer, l'œsophage exécuterait-il des mouvements ascensionnels exagérés, aucune de ces conditions, d'ailleurs hypothétiques, ne peut nous rendre raison de ce déplacement. L'immobilité est la conséquence logique de l'équilibre, et rien ne nous autorise à admettre que les lois mécaniques subissent une exception en faveur du vomissement. Mais si, au lieu de supposer que les aliments entrent alors dans l'œsophage, on admet qu'ils y sont préalablement arrivés, rien n'est plus naturel que de comprendre pourquoi une cavité soumise à une pression exagérée comme l'est le thorax (et par suite l'œsophage), expulse au dehors les matières qu'elle contient.

Il faut donc en théorie supposer que le contenu de l'estomac l'abandonne pendant la période d'aspiration thoracique. Trouverons-nous ici quelque raison qui nous satisfasse? Sans aucun doute. Pendant cette phase préparatoire, les pressions sont de sens inverse sur les deux faces du diaphragme, négatives au-dessus, positives au-dessous. N'est-ce pas la plus favorable des conditions pour que, de l'abdomen, les matières passent dans le thorax, vers lequel elles sont tout à la fois aspirées et repoussées? Il paraîtrait même singulier qu'il en fût autrement, et si le cardia avait réellement la puissance d'un sphincter, il en ferait la preuve en restant clos, non pas au moment où le vomissement proprement dit s'accomplit, mais pendant la phase aspiratrice qui le prépare. Le passage au cardia pendant cette période initiale, la réjection se produisant quand l'œsophage est déjà distendu, la division du vomissement en deux temps, tout cela nous est révélé par la lecture et par l'interprétation de nos tracés.

Mais les aliments abandonnent-ils la cavité de l'estomac pour passer dans l'œsophage au début de la période préparatoire, en un instant de sa durée ou à sa fin? Le passage se fait-il en bloc ou par lots successifs? Telles sont les questions que nous nous sommes posées, et pour la solution desquelles nous avons employé une série de moyens différents.

1° L'exploration de la pression à l'intérieur de l'œsophage, avec l'ampoule manométrique ordinaire, peut-elle fournir des indications précises sur le moment où les aliments arrivent dans l'œsophage?

Dans les nombreux tracés que nous avons recueillis, on peut remarquer, comme cela se voit en b dans la figure ci-jointe (tracé œ, pression œsophagienne) qu'*à la fin* de la période préparatoire les variations de la pression à l'intérieur de l'œsophage s'atténuent très-notablement. Cette diminution dans l'étendue des excursions de la sonde œsophagienne peut tenir à trois causes :

α A une diminution parallèle dans les variations de l'as-

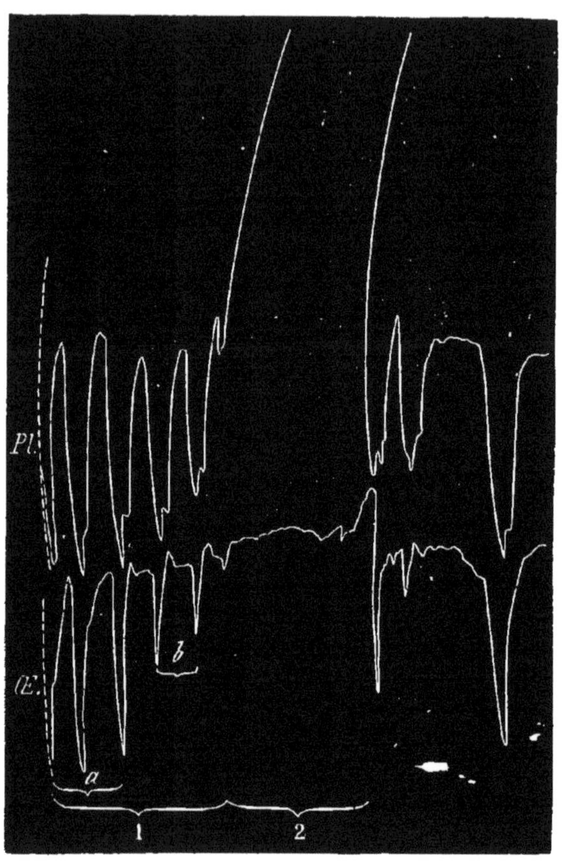

Figure 15.

Comparaison des pressions œsophagienne et pleurale.

Pl, Pression pleurale. Œ, Pression œsophagienne. 1, 2, Phases d'aspiration et d'expulsion. La dilatatation de l'œsophage est moins ample à la fin (*b*) qu'au début (*a*) de l'aspiration thoracique.

piration thoracique dont dépendent les variations de la pression œsophagienne ;

6. Au resserrement de l'œsophage lui-même, dont les

parois rigides résisteraient davantage aux influences des variations de la pression intra-thoracique.

γ. A la présence dans l'œsophage de matières comprimant la sonde manométrique et restreignant, par la pression qu'elles exerceraient à la surface de la sonde, l'étendue des indications négatives.

Examinons ces trois hypothèses :

α L'aspiration thoracique diminue-t-elle au moment où diminuent (en b, fig. 15) les indications négatives de la sonde œsophagienne?

Cette diminution de l'aspiration thoracique existe réellement, comme on peut s'en assurer en considérant les oscillations 1 et 2 de la pression pleurale P. pl. Mais il est évident d'autre part que la diminution des indications œsophagiennes est beaucoup plus considérable que la diminution simultanée des indications pleurales. Par conséquent, si on peut faire entrer en ligne de compte la moindre importance de l'aspiration thoracique à ce moment, il est certain aussi que cette diminution de l'aspiration thoracique ne suffit pas pour faire comprendre l'atténuation si notable des indications œsophagiennes; l'effet serait plus grand que la cause.

β. Les parois œsophagiennes se resserrent-elles sur la sonde manométrique?

On n'est pas autorisé à repousser cette hypothèse de par l'examen de l'expérience précédente. En effet, une contraction œsophagienne produirait un effet identique si elle s'opérait avec une énergie modérée et une rapidité peu considérable. Il fallait donc chercher à supprimer la possibilité d'une contraction de l'œsophage par la double section des pneumogastiques et, en provoquant un nouveau vomissement, voir si le même phénomène se reproduirait. L'expérience a été faite, la même diminution des indications négatives dans les courbes œsophagiennes a été observée à la fin de la période d'aspiration thoracique.

En outre, dans une autre expérience (*Voy.* fig. 16) où l'œsophage était manifestement contracté sur une ampoule, cette compression s'est traduite sur le tracé de la façon suivante. La ligne d'ensemble du tracé s'élève, et c'est à cette élévation que correspond le resserrement œsophagien; mais de cette ligne ascendante se détachent quatre oscillations d'égale amplitude, qui correspondent aux quatre fortes inspirations égales indiquées par le tracé de la pression pleurale, et qui se trouvent ainsi inscrites par l'ampoule œsophagienne comprimée sans rien perdre de leur valeur. Il semble donc qu'on puisse exclure, pour expliquer cette atténuation des indications œsophagiennes : 1° la diminution de l'aspiration thoracique; 2° le resserrement actif de l'œsophage. Mais avons-nous la preuve que cette diminution correspond à l'arrivée dans l'œsophage des aliments sortis de l'estomac?

Nous pouvons le supposer, étant donné que les deux autres influences admises comme capables de diminuer les indications négatives œsophagiennes sont mises hors de cause.

Mais c'est seulement par voie indirecte que nous arrivons à cette conclusion que *les aliments sont déjà passés de l'estomac dans l'œsophage à la fin de la période d'aspiration thoracique et de compression abdominale.*

Il était nécessaire de chercher à obtenir une preuve directe que ne pouvait nous fournir l'exploration œsophagienne avec une sonde manométrique.

2° *Essais avec ampoules manométriques introduites dans l'estomac et rejetées par vomissement.*

Nous avons pensé qu'on pourrait obtenir l'indication directe du moment où les matières contenues dans l'estomac passent dans l'œsophage, en introduisant dans l'estomac une ampoule de petit volume, légèrement tendue sur une carcasse métallique et en rapport avec un tube à parois résistantes, transmettant à l'extérieur les variations de pression auxquelles serait soumise la surface extérieure de l'ampoule.

Le raisonnement était celui-ci : tant que l'ampoule restera dans l'estomac elle fournira l'indication de la pression positive abdominale et de ses variations ; quand elle traversera l'orifice étroit du cardia, elle subira une forte pression extérieure, qui sera indiquée sur le tracé par une ascension de la courbe ; mais aussitôt qu'elle sera arrivée dans l'œsophage où, comme nous le savons, la pression est négative pendant la phase préparatoire du vomissement, la courbe s'abaissera et concordera avec celle que fournit une ampoule manométrique en permanence dans l'œsophage.

Plusieurs essais infructueux ont été tentés. Des difficultés spéciales se sont présentées, tenant soit au volume trop considérable des ampoules, soit à la rigidité de la carcasse métallique qui les tendait, soit à la flexion du tube de transmission. Les ampoules étaient introduites dans l'estomac tantôt par une fistule gastrique, tantôt par la voie œsophagienne. Mais quel que fut l'appareil employé, le procédé opératoire mis en œuvre, nos tentatives avaient toujours échoué, quand enfin le 27 juillet dernier, elles ont réussi à l'aide de la double sonde gastro-œsophagienne qui n'avait pu être encore essayée. Nous allons rapporter en détail cette importante expérience ; notre description pourra dans ses principaux traits s'appliquer à la plupart de celles dont les résultats seuls sont ici rapportées, mais dont nous avons voulu ne pas faire le récit pour éviter des longueurs inutiles.

Expérience. — Un chien de forte taille, en digestion d'un repas de pain et de viande fait une heure et demie environ avant le commencement de l'expérience, subit l'opération de l'œsophagotomie. Par la plaie ainsi faite, on introduit la double sonde que l'on pousse jusqu'à ce que les tracés indiquent que l'ampoule inférieure est arrivée dans l'estomac et que la supérieure reste dans l'œsophage.

L'animal est alors attaché sur le côté droit, la bouche libre, la tête maintenue à la table d'opération par un simple collier. La plaie œsophagienne est rétrécie par quelques points de suture, sans être serrée au point de gêner le glissement des sondes. Une canule à œillets latéraux est introduite dans la plèvre ; et, tout étant disposé pour inscrire les variations de pression dans l'estomac, l'œsophage et la poitrine, la position respective des ampoules étant encore une fois vérifiée, une injection de 0 g. 01 d'apomorphine fraîchement dissoute est poussée dans la plèvre.

Il y a eu d'abord deux ou trois vomissements simplement alimentaires. Enfin le chien a expulsé de son estomac l'ampoule qui y séjournait, et les sondes subissant le même mouvement ascensionnel, l'ampoule supérieure a été repoussée en haut et est venue se présenter à l'orifice de la plaie œsophagienne. Les sondes et les ampoules ont été ramenées à leur place primitive. La même série de faits a eu lieu une seconde fois, et à chaque reprise, les tracés ont présenté les mêmes modifications pendant les mêmes phases. Nous donnons ici le premier qui est le plus remarquable.

Les lignes pleurale et œsophagienne offrent à considérer les phases connues de l'aspiration thoracique et de l'expulsion. Nous aurons plus tard à revenir sur les caractères des contractions œsophagiennes. Mais ils ne nous intéressent pas actuellement. L'ampoule gastrique donne des indications extrêmement remarquables : au moment où la phase initiale préparatoire commence, elle est encore dans l'estomac ; la hauteur, les faibles ondulations de la ligne qu'elle fait tracer à la plume qui lui correspond ne permettent pas le doute. Mais à la troisième des quatre inspirations forcées qui constituent ici la phase d'aspiration, l'am-

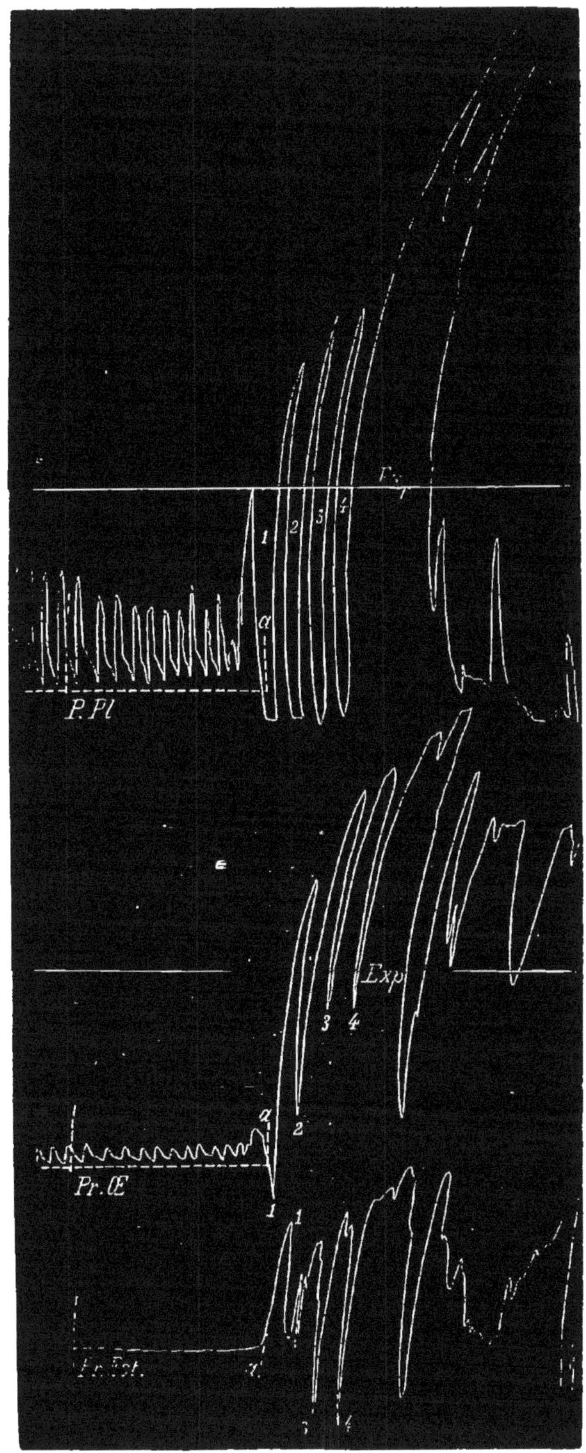

FIGURE 16.

Rejet par vomissement d'une ampoule manométrique.

P. pl, Pression pleurale. *Pr. A*, Pression dans l'œsophage. *Pr. Est*, Indications de l'ampoule inférieure, située dans l'estomac au début de l'expérience. *A*, Début de l'aspiration thoracique. 1, 2, 3, 4, Inspirations forcées. ***Exp***, poule est déjà passée dans l'œsophage. Dès ce moment en effet elle donne des indications qui ne sont plus celles de la pression abdominale, mais au contraire celles de l'aspiration thoracique. C'est donc pendant les deux premières inspirations de cette phase que le passage au cardia s'est effectué. L'élévation du tracé nous permet de croire que c'est à la première que l'engagement a commencé.

Ces résultats sont trop nets pour laisser place au doute ; il n'y a pas d'autre manière possible de les interpréter. La reproduction identique des mêmes phénomènes dans deux vomissements successifs ne permet pas de les attribuer au simple hasard. Ce sont au contraire les actes normaux du vomissement pris sur le fait et démontrés par l'expérience tels que le raisonnement les faisait prévoir.

Il y a un point que nos tracés ne peuvent nous apprendre avec autant de netteté que nous pourrions le désirer, mais qu'ils permettent cependant d'élucider. Le passage des matières contenues habituellement dans l'estomac s'effectue pendant la phase d'aspiration, ce n'est pas douteux. Mais au lieu de franchir le cardia en une seule fois, n'est-il pas plus probable que lorsqu'elles sont liquides ou pâteuses, comme c'est le fait habituel, elles le franchissent successivement à chaque inspiration et s'accumulent daus l'œsophage jusqu'à la fin de la première période ? C'est ainsi sans aucun doute que les choses doivent avoir lieu. D'ailleurs l'observation de MM. Patry et Sappey le dit très-nettement.

Notre dernière expérience jette, nous semble-t-il, une vive lumière sur tous les faits étudiés jusqu'à présent dans notre travail. Puisque le passage des matières au cardia se fait pendant les aspirations thoraciques et sous leur influence, toute condition qui contrariera les effets de ces aspirations gênera le vomissement : de là les inconvénients de la trachéotomie et la nécessité d'une pression abdominale supplémentaire, lorsque le vide thoracique ne peut produire ses effets, grâce à la libre entrée de l'air dans les voies aériennes. Divers auteurs allemands (1) et anglais (2) ont observé que le vomissement devenait impossible pendant une forte respiration artificielle. Ils ont tiré de ce fait des conclusions sur le siége précis d'un *centre du vomissement*, centre bulbaire voisin du centre respiratoire et qui présiderait grâce à une « synergie préétablie(3) » à la coordination des actes complexes du vomissement. Peut-être serait-il passible d'une autre interprétation. Si l'aspiration thoracique est réellement nécessaire au vomissement, on s'explique très-bien qu'il ne puisse se produire pendant une forte respiration artificielle, puisque dans ces conditions, on substitue à la pression négative de l'inspiration une pression positive exagérée. Ce changement des conditions mécaniques n'explique-t-il pas mieux l'impossibilité du vomissement que la paralysie présumée de ce centre.

Lorsque l'aspiration thoracique se fait au contraire dans des conditions favorables, elle rend le vomissement facile, et peut être suffit-elle à le provoquer dans quelques cas. Les grands efforts inspiratoires que nous avons signalés dans la phthisie et dans la coqueluche ne seraient-ils pas quelquefois la cause de vomissements que rien n'eût provoqués sans eux.

Vomiturition. — La notion du passage au cardia pendant la phase préparatoire contient encore d'autres enseignements. On désigne sous le nom de *vomiturition* des efforts

(1) C. Greve. Berlin. klin. Wochensch., 1874.
(2) L. Brunton. Practitioner, 1874.
(3) Brinton. Mal. de l'estomac.

réitérés, mais stériles, de vomissement. Romberg les appelait spasmes antipéristaltiques de l'œsophage et Spring (1) un *vomissement supérieur*, voulant faire entendre par là

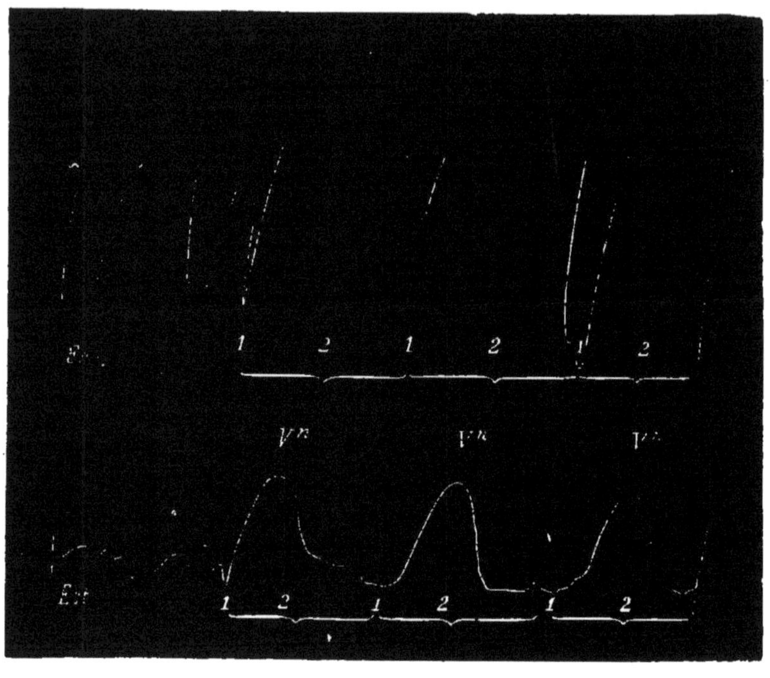

FIGURE 17.

Vomituritions chez l'homme. (Double sonde gastro-œsophagienne.)

Œso, Pression œsophagienne. *Est*, Pression stomacale.
Vn, Vn, *Vn*, Vomituritions.

que les phénomènes produits étaient surtout les phénomènes d'adaptation des voies supérieures (pharynx, voile du palais, bouche) à un vomissement imminent. La stérilité de ces efforts était attribuée avec raison à l'occlusion du cardia. Pourquoi le cardia restait-il clos? C'est ce que personne ne disait. Sans donner la raison dernière de l'inef-

(1) Spring. Loc. cit.

ficacité de ces tentatives, nous croyons que sa cause prochaine consiste dans l'absence de la phase aspiratrice. Le jour où T. a bien voulu se laisser introduire la double sonde gastro-œsophagienne, le séjour de cet appareil dans ses premières voies a déterminé trois vomiturition successives. La figure 17 montre la courbe des pressions gastrique et œsophagienne pendant la durée de ces phénomènes. Toutes deux s'élèvent de beaucoup au-dessus de leur moyenne normale. Mais on ne voit pas trace d'une inspiration profonde. C'est en quelque sorte un vomissement qui commence à sa seconde période et dont tout l'effort, s'exerçant sur un œsophage vide que cet effort même empêche de remplir, aboutit à un résultat nul.

Si dans ces courbes de vomituritions ou dans les tracés de vomissement normal à leur seconde période, on compare les pressions abdominale et thoracique, on constate qu'elles sont égalisées. Si l'on se reporte à ce qui a été dit plus haut (chap. II), on verra qu'il y a une ressemblance complète entre ces divers états et l'effort. C'est qu'en effet un effort véritable termine le vomissement, ainsi que nous l'avons dit plus haut, il le termine, mais il ne peut le commencer La différence initiale que nous cherchions entre ces deux actes consiste justement dans cette phase si importante de l'aspiration thoracique. Le vomissement, dont les deux temps si opposés l'un à l'autre en réalité le sont désormais dans nos descriptions, peut se résumer ainsi : une série d'inspirations forcées qui font entrer le contenu de l'estomac dans l'œsophage, et un effort qui les en expulse.

CHAPITRE VIII.

AGENTS DE LA DILATATION DU CARDIA ET ROLE DE L'ŒSOPHAGE

1° *Dilatation du cardia.* — La question de la dilatation proprement dite du cardia perd un peu de son intérêt depuis que nous savons de quelle façon graduelle les aliments passent au-dessus de cet orifice. Les physiologistes qui considèrent le cardia comme un sphincter puissant doivent évidemment s'attacher à rechercher les causes qui font tout à coup cesser cette résistance. C'est là un point de vue auquel nous ne pouvons désormais nous placer. On a surtout insisté sur un mécanisme particulier de dilatation du cardia dans lequel on fait jouer un très-grand rôle à l'œsophage. Les fibres longitudinales de ce conduit d'après un grand nombre d'auteurs s'épanouissent sur l'estomac au-dessous du cardia; chacune d'elles représente une ligne brisée ou courbe, dont l'angle ou la concavité est tourné en dehors par rapport à l'axe du canal. C'est au niveau même du cardia que cette sorte de réflexion a lieu, de telle manière que cet orifice sera forcément dilaté, lorsqu'en se contractant ces fibres tendront à se redresser. Nous ne contestons pas tout ce qu'il y a d'ingénieux dans ces vues et nous sommes prêt à reconnaître qu'une pareille disposition peut favoriser le vomissement. Mais elle ne pourrait jouer un rôle vraiment actif qu'à une seule condition : c'est que les fibres longitudinales de la partie inférieure de l'œsophage fussent striées. M. Sappey (1) a cru autrefois à la réalité de cette striation ; il a décrit une disposition un peu différente de celle que nous venons de rappeler, et dont voici les principaux détails : fibres gastriques lisses, fibres longitudinales de l'œsophage striées, soudure des deux systèmes au niveau du cardia, chaque point de la circonférence de cet anneau attiré en dehors par les premières, en haut par les secondes, suit la résultante de ces deux attractions et s'écarte obliquement de l'orifice dont la dilatation s'effectue ainsi. Cette disposition, vraie peut-être pour certains animaux, n'est pas à coup sûr celle qui existe chez l'homme à laquelle elle était attribuée. M. Sappey (2) l'a reconnu lui-même ; car dans son traité d'anatomie, il a écrit plus tard sans commentaires. « Les fibres longitudinales de l'estomac font suite aux fibres longitudinales de l'œsophage.» Et quelques pages avant : « Les deux plans de la tunique musculaire du conduit œsophagien sont formés de fibres striées supérieurement, et de fibres lisses dans leur moitié inférieure. La limite sur laquelle cessent les premières et commencent les secondes présente du reste quelques variétés suivant les individus. »

Nous n'avons pas voulu nous en tenir à cette simple réfutation de M. Sappey par lui-même, nous avons vérifié sur des préparations que nous devons à l'obligeance de notre collègue et ami M. Variot, qu'à la partie inférieure de l'œsophage les fibres striées ont complétement disparu. L'anatomie de Cruveilhier, les recherches spéciales de Lüttich donnent la même indication. Enfin MM. Cornil et Ranvier (3) s'expriment ainsi : « Il s'y ajoute (aux fibres

(1) Sappey. Loc. cit.

(2) Sappey. Traité d'anat. descript., 2e éd., t. IV, p. 144 et 162.

(3) Cornil et Ranvier. Manuel d'histologie pathologique, p. 764.

striées), des faisceaux de muscles lisses qui deviennent de plus en plus nombreux, de telle sorte qu'il *qu'il n'y a plus de fibres striées* au niveau du cardia. »

Il faut donc renoncer aux contractions *brusques et violentes* de l'œsophage, et à cette dilatation active du cardia dont on a tant abusé. Nous avons vu qu'à l'état normal la constriction exercée au niveau de cet orifice n'est pas très-énergique, et malgré l'opinion de Schiff, nous ne pouvons admettre qu'il faille un effort assez considérable pour y pénétrer. Quand les inspirations s'exagèrent, la boutonnière diaphragmatique se rétrécit il est vrai, mais pas suffisamment pour exercer entre ses lèvres une compression puissante. Notre doigt introduit dans le cardia pendant des efforts de vomiturition n'y a pas été serré d'une façon plus sensible que pendant la respiration régulière.

Comment s'opère donc le passage ? On doit tenir compte en premier lieu de la disposition même de l'orifice : il est situé au sommet d'un cône dans lequel les matières stomacales s'enfoncent en quelque sorte comme un coin et réagissent sur les parois qui les entourent en tendant à les écarter. En second lieu, il faut attribuer une influence à la constitution physique de ces matières : ce sont des substances pâteuses, des liquides, des gaz, ce sont, en un mot, des corps qui se moulent sur les cavités qui les emprisonnent et peuvent s'échapper par la plus petite fissure. Aussi voyons-nous les corps solides, tels que nos ampoules, être rejetés avec une difficulté beaucoup plus grande. Enfin il faut songer que, lors du vomissement, l'abaissement diaphragmatique ne se fait pas dans des conditions favorables au resserrement de sa boutonnière. Dans une inspiration très-ample, faite réellement pour inspirer de l'air, rien n'arrête la descente du diaphragme vers l'abdomen et ses piliers peuvent se rapprocher librement ; mais dans la phase inspiratrice du vomissement, la pression abdominale augmente par la contraction même des muscles abdominaux, et l'on peut se représenter l'orifice cardiaque comme un des points d'application de la force ainsi produite. Le resserrement des piliers, lié à leur abaissement, se trouve ainsi gêné. De plus, l'inspiration une fois finie, la contraction du diaphragme cesse, la boutonnière n'existe plus; mais la poussée des muscles abdominaux persiste avec toute son intensité. Entre le thorax où la pression est négative et l'abdomen où elle est positive, existe un orifice dont aucune force ne maintient l'occlusion : c'est le moment où les matières le franchissent.

Nous croyons que ces considérations expliquent mieux ce passage qu'une dilatation active dont on est encore à trouver les véritables agents.

2° *Rôle de l'œsophage.* — « Les nerfs de l'œsophage proviennent pour la plupart des pneumogastriques. Quelques divisions très-grêles émanées de la portion thoracique du grand sympathique, viennent aussi se terminer dans les parois de ce conduit (1). » Le rôle de ces derniers paraît assez effacé. Les expériences de Chauveau (2) lui permettent d'affirmer que la membrane charnue de l'œsophage tire exclusivement ses nerfs moteurs des racines propres du pneumogastrique, et que ce fait est vrai aussi bien pour le chien, qu'il a moins étudié, que pour les solipèdes qui ont été les sujets spéciaux de ses études. Si le vomissement se produit encore après la section des deux nerfs vagues au-dessus de l'émergence des nerfs de l'œsophage, c'est que ce conduit n'a pas de rôle nécessaire dans cet acte. L'expé-

(1) Sappey. Anat. descript., r. 146, t. IV, 2e éd.

(2) Chauveau. Journ. de phys. homme et animaux, 1862.

rience a été faite bien des fois, et la section des deux nerfs n'a pas empêché les vomissements qui, au contraire, sont devenus incoercibles chez quelques animaux. Il semble peut-être que ce fait aussi simple nous eût dispensé de la longue argumentation consacrée à l'étude du rôle de l'œsophage dans la dilatation soi-disant active du cardia. Il n'en est rien pourtant ; comme Bérard (1) le fait très-justement remarquer : « l'œsophage paralysé par le fait de la section des pneumo-gastriques ne peut plus intervenir comme agent de vomissement, mais s'il cesse d'intervenir, il cesse aussi de faire obstacle ; la portion cardiaque relâchée ne pouvant plus clore l'estomac. » Aussi est-ce dans un autre but que nous signalons cette expérience : elle nous apprend que la contraction de l'œsophage n'est pas indispensable à l'ascension des matières qui ont franchi le cardia.

Tous les auteurs n'ont pas accepté cette conclusion. Schiff a constaté qu'après la double section le vomissement devenait rare et difficile, et il a cru trouver dans le résultat de ces expériences la preuve que l'intervention œsophagienne était presque nécessaire. Cette assertion d'un physiologiste aussi éminent mérite d'être étudiée. En relisant attentivement le récit de ses expériences, on trouve sans difficulté la cause de son désaccord avec les auteurs très-nombreux qui ont constaté la fréquence du vomissement malgré la section des nerfs vagues. Les recherches de M. Chouppe (2) l'ont amené à diviser les vomitifs en trois classes : 1° les vomitifs qui agissent directement sur les centres nerveux et dont l'apomorphine est le type ; 2° les vomitifs qui n'agissent que par action réflexe en irritant

(1) Bérard. Loc. cit., p. 267.

(2) Chouppe. Mode d'action des vomitifs. Arch. phys., 1875.

les terminaisons nerveuses des pneumo-gastriques dans la muqueuse de l'estomac, par exemple l'ipécacuanha ; 3° les vomitifs mixtes, tels que le tartre stibié, qui agissent à la fois sur les centres nerveux et sur les extrémités sensitives. L'intégrité des pneumogastriques, très-favorable à l'action de l'émétique, est absolument nécessaire à celle de l'ipéca. Au contraire l'apomorphine peut très-bien se passer des nerfs vagues, et si Schiff l'eût employée, il aurait certainement obtenu des vomissements chez ses animaux opérés. Mais il semble s'être toujours servi de tartre stibié. De là les résultats négatifs qu'il a trouvés, résultats qu'il a trop généralisés en prenant le défaut d'action du vomitif pour l'impossibilité du vomissement.

Malgré leur peu d'importance, les contractions de l'œsophage se produisent chez un animal dont les pneumogastriques ont été respectés. Nous avons déjà été obligé d'effleurer cette question (voy. chap. VII); il faut actuellement y insister. C'est encore le tracé n° 16 auquel nous aurons recours pour l'étude de cette question. Au moment où la phase d'aspiration thoracique commence, l'œsophage vient de commencer à se contracter sur l'ampoule qu'il contient, ainsi que l'indique une légère ascension de la ligne Œs. Presque aussitôt surpris par les inspirations forcées, il se dilate sous l'influence de chacune d'elles sans cesser de se contracter, car les crochets à pointe inférieure, qui sur la figure marquent les effets de ces inspirations, restent égaux entre eux, mais sont comme suspendus à une ligne ascendante qui révèle la constriction progressive que l'ampoule subit de la part de l'œsophage. Les indications de l'aspiration thoracique ne perdent rien de leur valeur, mais cette aspiration s'exerce sur un œsophage de plus en plus resserré, si bien qu'à la dernière inspiration, la pression reste positive dans l'ampoule œsophagienne.

Une objection se présente aussitôt. Si la pression devient positive dans l'œsophage avant la fin de l'aspiration thoracique, à quoi sert cette aspiration ? Quelle influence peut-elle avoir sur un conduit dont la pression se maintient malgré elle de sens inverse ? Par suite, n'est-ce pas une erreur de lui attribuer un rôle important dans le vomissement ? L'objection est spécieuse, mais facile à réfuter. Dans l'expérience dont il est ici question et pour les détails de laquelle nous renvoyons à la description qui en a été donnée plus haut (chap. VII), les ampoules avaient subi un mouvement ascensionnel. L'inférieure quittant l'estomac avait poussé la supérieure vers le haut de l'œsophage, tandis qu'elle occupait sa place dans le bas de ce conduit. Là elle n'était sujette à aucune compression de la part de l'œsophage, comme en font foi les indications de pression négative (3 et 4) de la ligne du tracé qui lui correspond. L'aspiration thoracique exerce toute son action sur la partie de l'œsophage voisine du diaphragme. Les contractions des tuniques musculaires qui ont commencé à se faire sentir sur l'ampoule supérieure alors qu'elle occupait cette région l'ont suivie dans son élévation et augmentent d'intensité à mesure qu'elle se rapproche du cou. En d'autres termes, ces contractions marchent de bas en haut ; c'est un vrai mouvement antipéristaltique dont notre tracé représente les phases.

Ce mouvement, dont la réalité ne saurait être mise en doute, ne gêne en rien le rôle de l'aspiration thoracique. Il contribue pour sa part à expulser les matières arrivées dans l'œsophage. Peut-être aussi, rend-il quelques services à un point de vue tout à fait accessoire. Comme Lüttich (1) le fait remarquer, l'œsophage dilaté par les inspirations

(1) Lüttich. Loc. cit.

forcées pourrait admettre aussi bien de l'air venu de la bouche que des matières venues de l'estomac. Les contractions de l'œsophage auraient-elles pour effet d'empêcher l'entrée de cet air dont l'afflux nuirait au rôle du vide thoracique. C'est une supposition que nous émettons sans avoir la prétention de la démontrer. En résumé, on peut dire de l'œsophage ce qui a été dit de l'estomac : intervention habituelle et utile, qui n'est ni suffisante, ni nécessaire.

CHAPITRE IX.

INFLUENCES ET PHÉNOMÈNES SECONDAIRES QUI INTERVIENNENT DANS LE VOMISSEMENT.

Nous pouvons considérer comme résolues la plupart des questions importantes qui s'étaient imposées à nous au sujet du mécanisme du vomissement, au début de nos recherches. Mais au cours de nos expériences nous avons constaté une série de faits intéressants dont nous n'avons pu étudier les caractères avec le même soin. Ils se rattachent plus ou moins directement aux actes mécaniques dont l'investigation a été notre principal objectif; nous les rapportons ici plutôt comme des documents dont on pourra se servir plus tard que comme des résultats définitifs. Les uns concernent certaines influences capables de modifier la forme et la fréquence des vomissements; les autres sont relatifs à divers phénomènes accessoires du vomissement et de la nausée.

Vacuité de l'estomac.

Il est incontestable que l'état de plénitude de l'estomac constitue pour le vomissement une condition favorable. Lorsqu'on administre une forte dose d'apomorphine à un chien en liberté, au moment de la pleine activité de la digestion stomacale, l'animal vomit à plusieurs reprises, et chaque réjection est plus pénible et moins abondante que celle qui la précède. La phase d'aspiration thoracique, courte et peu pénible au début, devient ensuite plus longue, pleine d'anxiété ; enfin les derniers vomissements sont précédés d'une véritable anhélation. Il peut arriver alors que l'animal continue à faire par intervalle des efforts de vomissement qui n'aboutissent à aucun rejet. Il serait naturel de penser que l'on n'a plus affaire qu'à des vomituritions, dans le sens précis où nous entendons ce mot, c'est-à-dire de simples efforts accompagnés de nausées et d'adaptation des voies supérieures, des vomissements commençant, comme il a été dit, à la période d'expulsion. Peut-être en est-il ainsi quelquefois ; mais, dans d'autres cas, l'animal exécute tous les mouvements nécessaires au vomissement parfait, et s'il n'y a point de réjection, c'est uniquement parce que l'estomac étant absolument vide, la réjection est matériellement impossible. Nous ne nous sommes rendu un compte exact de ces phénomènes que lorsque le hasard nous a permis de prendre le tracé d'un de ces vomissements *à blanc*. Le fait est assez rare, car les chiens attachés réussissent rarement à évacuer d'une façon complète le contenu de leur estomac. C'est ce qui avait eu lieu dans le cas actuel, et le graphique auquel nous renvoyons (fig. 11) montre que la succession des phases aspiratrice et expulsive s'est accomplie dans les conditions les plus régulières ; les efforts d'expulsion sont même remarquables par leur énergie. Quelle est la signification de cet acte ? Cette succession complète de mouvements s'exerçant sans but et sans profit frappe vivement. Les partisans de l'existence d'un centre du vomissement y verraient sans doute un argument en faveur de leur opinion. Nous enregistrons le fait sans en essayer l'interprétation.

Nous ferons seulement remarquer que la vacuité de l'estomac ne suffit pas pour empêcher le vomissement.

Position; son influence sur le vomissement.

L'attitude et la position ont sur cet acte une influence plus facile à constater et à interpréter. Si l'on expérimente sur des chiens attachés sur le dos on est presque sûr de ne pas obtenir de vomissement; attachés sur le côté ou sur le ventre, ils vomissent mieux. Mais il nous est arrivé bien souvent de voir des chiens qui étaient restés plus d'une heure dans l'une de ces attitudes sans vomir, avoir des réjections abondantes et nombreuses dès qu'ils étaient remis en liberté. C'est un fait indispensable à connaître quand on se livre à des expériences de ce genre, et Grevé (1) a parfaitement établi que bon nombre de résultats négatifs annoncés par certains physiologistes, soit relativement à l'action vomitive de certaines substances, soit en rapport avec les sections ou les excitations des nerfs vagues, étaient entachés d'erreur parce que les animaux en observation avaient été attachés sur le dos. Lorsqu'on regarde vomir un chien debout on se rend compte que dans les conditions expérimentales habituelles, il lui est impossible de faire un certain nombre de mouvements dont l'exécution facilite le rejet du contenu de l'estomac. L'animal écarte ses pattes et s'appuie solidement sur sa base de sustentation ainsi élargie. On le voit alors allonger le cou en avant en même temps qu'il le gonfle pendant la période d'aspiration, et son œsophage tendu dans sa longeur et en même temps

(1) C. Grevé. Berlin. klin. Wochenschrift, 1874.

dilaté, est dans la meilleure disposition pour recevoir les aliments qui viennent de l'estomac. Pendant l'expulsion, au contraire, le chien fléchit la tête, semble raccourcir à dessein le chemin que les matières qui distendent alors l'œsophage ont à parcourir pour arriver jusqu'à la bouche. Lié sur le côté ou surtout sur le dos, il ne peut prendre ces attitudes et en perd le bénéfice. Alors aussi, il est dans des conditions relativement défavorables, aussi bien pour les fortes inspirations que pour les fortes expirations ; sa paroi thoracique est comprimée sur la gouttière à laquelle il est fixé ; ses pattes manquent de point d'appui ; enfin la position horizontale est par elle-même une gêne pour les mouvements respiratoires.

Des faits analogues sont observés chez l'homme. Le décubitus dorsal devient impossible à supporter dans certaines dyspnées, les malades se mettent sur leur séant pour vomir. Nous pourrions ajouter que dans certains cas de tumeurs cérébrales ou autres lésions encéphaliques, la seule position verticale suffit à produire le vomissement. Mais ici le problème est trop complexe, il y a trop de circonstances dont il faut se préoccuper (anémie cérébrale par changement de position, vertiges, troubles visuels, etc.) pour que nous insistions sur ce détail. Rappelons seulement deux faits qui montrent que le décubitus est parfois un mode de traitement de certains vomissements : le premier est de notion vulgaire, c'est le soulagement qu'éprouvent en se couchant les gens atteints de mal de mer ; le second est dû au Dr Tuckwell (1), c'est la guérison de vomissements persistants obtenue chez des enfants en les faisant coucher sur le dos après leurs repas. La régularité des mouvements respiratoires, leur étendue moindre,

(1) Tuckwell. Brit. med. Journ., 22 mars 1873.

leur diminution d'amplitude résultant tout naturellement de cette position, et le rhythme qu'elle impose au malade s'écartant ainsi de celui des inspirations forcées de la phase initiale du vomissement, celui-ci devient moins facile et plus rare.

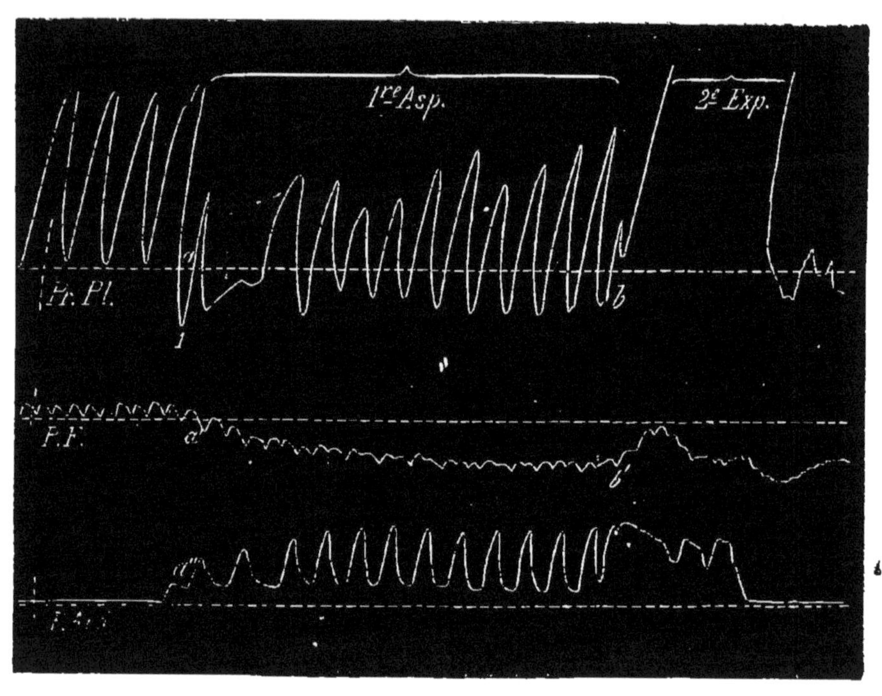

FIGURE 18.

Pression artérielle pendant les vomissements.

Pr. pl, Pression pleurale. *P. F*, Pression dans l'artère fémorale. *Pr. abd*, Pression abdominale. *A*, Début de la phase d'aspiration. *Asp*, Phase d'aspiration thoracique. *Exp*, Phase d'expulsion.

Analyse et rapports des modifications qui se produisent dans les pressions intra-thoracique, intra-abdominale et artérielle pendant les deux phases de l'acte du vomissement.

Sous l'influence de l'aspiration thoracique exagérée non-seulement, comme nous l'avons vu, les matières contenues dans l'estomac remontent dans l'œsophage, mais le sang artériel est retenu en partie dans le thorax, le sang veineux y afflue et le cœur se ralentit : la grande chute de pression artérielle qu'on voit se produire pendant cette phase préparatoire de l'acte du vomissement, qui *commence et finit avec elle*, est la conséquence de l'aspiration thoracique.

Si nous entrons dans le détail des modifications présentées à ce moment par la circulation artérielle, nous allons voir dans quelle mesure ces modifications dépendent de l'aspiration thoracique exagérée, si elles lui sont directement subordonnées ou si elles n'en dépendent que d'une façon indirecte.

En examinant la ligne P. F. qui correspond aux variations de la pression artérielle, on voit que les battements du cœur se ralentissent, mais ce ralentissement est tout à fait transitoire et ne saurait par conséquent expliquer la chute de la pression qui continue après que le ralentissement a cessé, et qu'au contraire le cœur s'est accéléré.

L'abaissement de la pression artérielle ne peut donc dépendre que de l'exagération de l'aspiration thoracique elle-même ou d'une dilatation vasculaire périphérique exagérée.

Examinons d'abord ce dernier point.

α Etat de la circulation périphérique pendant la phase préparatoire du vomissement. — Parmi les nombreux procédés qu'on peut employer pour se rendre un compte exact de l'état de la circulation périphérique (thermométrie, thermo-électricité, examen microscopique, écoulement du sang par une plaie, vitesse ou pression du sang (Chauveau-Marey), pression latérale comparée dans l'artère et la veine correspondante), nous nous sommes arrêté à ce dernier moyen comme étant le seul qui put être appliqué dans les conditions où nous opérions.

Le principe de cette recherche est le suivant : si la pression artérielle s'abaisse dans le système aortique consécutivement à une dilatation vasculaire périphérique, on voit la pression tomber dans l'artère et s'élever dans la veine correspondante. Ceci s'explique facilement ; le réseau artériel périphérique intermédiaire à l'artère et à la veine se dilatant, l'écoulement du sang de l'artère dans la veine devient plus abondant, d'où chute de pression dans l'artère qui débite davantage et augmentation dans la veine qui reçoit davantage.

Quand au contraire l'abaissement de la pression générale résulte d'une modification primitivement centrale, on voit les deux courbes de pression artérielle et veineuse s'abaisser parallèlemententre elles : l'influence centrale en effet détermine un moindre afflux sanguin dans les artères et un retour plus abondant du sang veineux.

C'est avec ces notions préalables que nous avons cherché à nous rendre compte de l'état de la circulation périphérique pendant la phase préparatoire du vomissement ou phase de nausée, ainsi que des rapports qui pouvaient exister entre ces modifications périphériques et l'état de la pression intra-thoracique.

Un manomètre étant en rapport avec le bout central d'une artère fémorale, un second avec le bout périphérique de la même artère, un troisième indiquant la pression latérale dans la veine fémorale du côté opposé, nous avons recueilli simultanément les trois courbes manométriques.

Sur le même cylindre s'enregistraient dans une expérience, les variations de la pression intrathoracique (canule pleurale); dans un autre cas les variations de la pression abdominale (ampoule manométrique rectale).

Nous ne donnerons ici que la figure représentant les variations de la pression artérielle dans le bout central, dans le bout périphérique d'une artère fémorale, et dans la veine fémorale du côté opposé où la circulation était intacte.

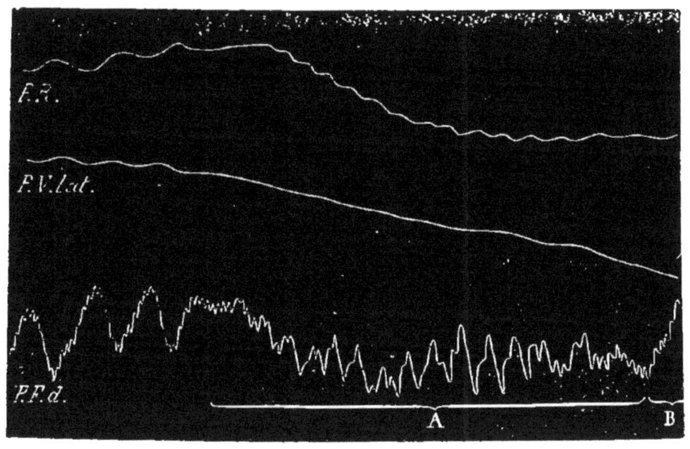

FIGURE 19.

Comparaison des pressions artérielle et veineuse pendant le vomissement.

P. R, Pression récurrente dans l'artère fémorale. *P. V. lat*, Pression veineuse latérale. *P. F. d*, Pression dans l'artère fémorale droite.

On voit dans le triple tracé ci-joint que la pression *s'abaisse simultanément dans les trois manomètres* pendant la phase d'aspiration thoracique A ; et qu'elle se relève dans chacun d'eux au début de la phase expulsive B.

La concordance de ces variations nous permet donc de rapporter à une cause centrale, que nous allons chercher à préciser, les variations de la circulation périphérique.

Les mêmes expériences nous montrent que pendant la phase préparatoire du vomissement, il se produit une anémie considérable des organes périphériques, anémie résultant à la fois d'une diminution dans l'afflux sanguin artériel et d'une exagération dans l'écoulement du sang veineux.

β. *L'Anémie des organes périphériques résulte-t-elle de l'aspiration thoracique seulement, des troubles cardiaques concomitants ou de l'une et l'autre causes réunies ?* Nous devions nous demander si l'excès d'aspiration thoracique que nous avons vu caractériser la phase préparatoire du vomissement, suffisait à elle toute seule, en raison de son influence mécanique sur la circulation artérielle et veineuse, à produire les phénomènes d'anémie périphérique que nous avons constatés ?

Il fallait, en effet, tenir compte d'un autre facteur, bien évident sur toutes les courbes que nous avons obtenues et dont quelques-unes ont été reproduites dans ce travail (fig. 18), c'est-à-dire du ralentissement des battements du cœur.

Cette nouvelle recherche nous a conduit à tenter d'éliminer les troubles cardiaques pour savoir si, en l'absence de ces modifications du cœur, l'aspiration thoracique suffirait à produire les phénomènes périphériques indiqués.

Le ralentissement des battements du cœur qui apparaît dès le début de la phase d'aspiration thoracique, peut être lié à cette aspiration elle-même d'une façon *directe*, l'augmentation du vide thoracique agissant sur les parois du cœur pour le maintenir dans un état de dilatation forcée, par aspiration. Mais les troubles cardiaques pouvaient être reliés à l'aspiration thoracique par l'intermédiaire du système nerveux d'arrêt extrinsèque et intrinsèque.

Cette dernière hypothèse avait été déjà émise par quelques-uns des physiologistes qui ont étudié les rapports du rhythme du cœur avec la respiration. Brown-Séquard, par exemple, avait pensé que le ralentissement souvent considérable du cœur qui accompagne l'inspiration forcée avait son point de départ dans les filets sensibles du poumon et le produisait en vertu d'un acte réflexe dont les pneumogastiques constituaient la voie de transmission centrifuge.

Nous avons donc commencé par faire la double section des pneumogastriques, c'est-à-dire par supprimer à la fois les filets sensibles du poumon et les filets modificateurs du cœur : après cette élimination du système nerveux extrinsèque du cœur, nous avons vu encore se produire le ralentissement de ses battements quand l'aspiration thoracique était excessive ; mais dans les cas où cette aspiration ne présentait qu'une intensité moyenne, le ralentissement était à peine marqué.

Pour trancher la question du rapport direct ou indirect entre les troubles cardiaques et l'aspiration thoracique, la suppression du système modérateur extrinsèque du cœur ne suffisait donc pas. Nous avons alors eu recours à l'action spéciale de l'atropine qui, comme l'ont montré V. Bezold, Wundt, et comme l'ont depuis constaté tous les physiologistes, jouit de la singulière propriété de supprimer l'action d'arrêt des pneumogastriques dans les appareils intra-cardiaques eux-mêmes.

Sous l'influence de l'atropine administrée à dose suffisante pour paralyser les appareils modificateurs périphériques (1/2 milligr. chez le chat, 1 milligr. chez un chien de moyenne taille. Injection dans les plèvres), nous avons vu le vomissement se produire très-difficilement. Mais cette difficulté même dans la production du vomissement n'a fait qu'exagérer l'influence aspiratrice du thorax, ce qui constituait une condition très-avantageuse au point de vue où nous étions placé.

Or nous avons constaté que sous l'influence de l'atropine, le cœur ne subissait plus le ralentissement ordinaire, et que cependant la pression artérielle s'abaissait encore et d'une façon tout aussi notable, soit dans le bout central, soit dans le bout périphérique d'une artère éloignée. Nous étions par conséquent en mesure de conclure que les phénomènes d'anémie périphérique, observés pendant la phase d'aspiration thoracique, ne seraient pas subordonnés au ralentissement du cœur lui-même, puisqu'ils apparaissent quand ce ralentissement est supprimé, et qu'ils reconnaissent pour cause essentielle l'aspiration thoracique elle-même agissant mécaniquement sur la circulation artérielle et veineuse.

Cependant il reste évident pour nous que les troubles cardiaques contribuent pour leur part à la production de l'anémie périphérique. C'est ce qui ressortira du reste de l'examen que nous allons faire sommairement de la nature de ces troubles cardiaques eux-mêmes.

γ. *Analyse des troubles cardiaques qui accompagnent la phase d'aspiration thoracique.* — Le ralentissement des battements du cœur ne constitue pas le seul trouble de la fonction cardiaque qui accompagne la phase d'aspiration thoracique. En outre de cette modification du rhythme, qui pourrait déjà suffire pour établir l'intervention du cœur lui-même dans les troubles circulatoires périphériques, il se produit en même temps, et sous la même influence, une diminution notable de la pression intracardiaque, dont nous allons étudier les caractères.

On sait depuis les expériences de MM. Chauveau et Marey, expériences confirmées par les expérimentateurs qui ont pu opérer sur de grands animaux (Arloing, Toussaint), que la pression intracardiaque subit une diminution notable pendant l'inspiration, c'est-à-dire sous l'influence de l'aspiration thoracique exagérée. M. Toussaint, dans ses intéressantes recherches sur le mécanisme de la rumination, a montré que l'excès d'aspiration thoracique, auquel est dû l'ascension du bol dans l'œsophage, produit aussi une chute considérable de la pression intracardiaque. (Thèse citée, p. 51-52,)

Mais quand il s'est agi d'étudier sur des animaux de petite taille les modifications de la pression intracardiaque avec des procédés d'une certaine précision, nous nous sommes heurté à une difficulté sérieuse due à l'étroitesse des voies à faire parcourir aux instruments explorateurs pour arriver jusque dans les cavités cardiaques. M. Marey, que la question de l'exploration intra-cardiaque sur les petits animaux dont nous disposons préoccupait à un autre point de vue, a mis à notre disposition une sonde cardiaque de petit modèle, calibrée pour pénétrer facilement dans le cœur droit, et pouvant aussi être introduite jusque dans le ventricule gauche par une carotide. Les indications que peut fournir cette sonde sont nécessairement d'une faible amplitude, en raison même du petit volume de l'ampoule manométrique qui le termine. Cependant, comme on le verra sur le tracé ci-joint, elles suffisent pour permettre de constater, pendant toute la période de dépression thoracique qui précède l'expulsion, *une diminution notable de la pression intra-cardiaque.*

Tracé de la pression négative dans le cœur.

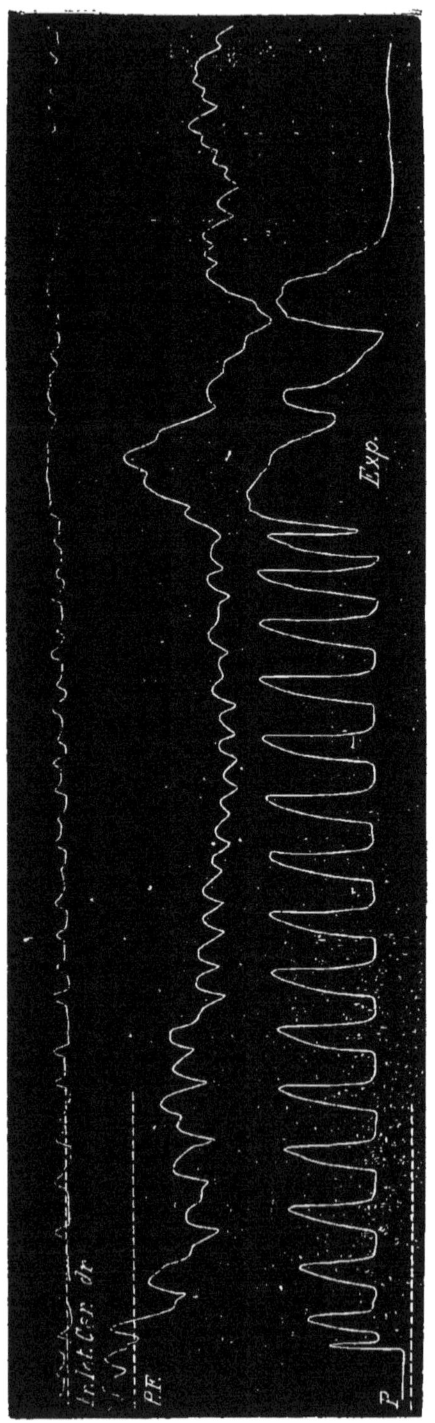

FIGURE 20.

Tracé de la pression négative dans le cœur pendant le vomissement.

Pr. Int. Car. dr, Pression intra-cardiaque droite. *P. F*, Pression dans l'artère fémorale. *Exp*, Expulsion.

L'exagération de la pression négative intracardiaque, débutant avec l'excès d'aspiration thoracique et cessant en même temps que cette aspiration, est évidemment la conséquence des modifications de la pression dans le thorax. Elle en est le résultat direct en ce sens qu'on l'observe encore malgré la suppression de l'influence modératrice par l'atropine. Ici cependant il est nécessaire d'insister sur un détail. Tant que l'influence de l'appareil modérateur peut s'exercer sur le cœur (avant la double section des pneumogastriques, avant l'administration de l'atropine), la chute de la pression intracardique est plns profonde pendant la phase d'aspiration thoracique. Ceci peut s'expliquer de la façon suivante : l'action modératrice de l'appareil pneumogastrique est essentiellement une influence de *relâchement*, une action *diastolique*. Si donc, en même temps que s'exerce autour du cœur une aspiration exagérée qui tend à en dilater les cavités et à diminuer la pression, les parois cardiaques sont elles-mêmes soumises à une influence qui les rend moins résistantes à l'action du pneumogastrique qui les relâche, on comprend que l'aspiration thoracique exercera plus facilement son influence propre et déterminera dans les cavités cardiaques une chute de pression plus profonde. Ce point spécial sera traité avec détail dans un travail de M. François Franck sur les actions combinées de plusieurs influences agissant sur la fonction cardiaque dans le même sens ou dans un sens différent. Nous nous contentons de lui emprunter les détails qui précèdent et qui sont plus spécialement en rapport avec notre sujet.

Il est donc établi que l'aspiration thoracique exagérée pendant la phase préparatoire du vomissement suffit à produire une dépression intra-cardiaque notable.

Cette diminution de la pression intra-cardiaque entraîne à son tour des modifications importantes dans le cours du sang veineux et dans le cours du sang artériel. En effet, la dilatation des cavités cardiaques par aspiration excentrique favorise l'afflux veineux dans les cavités droites ; d'autre part l'impulsion exercée sur le sang artériel à chaque systole ventriculaire est atténuée, la systole s'effectuant plus difficilement en raison de la résistance qu'y apporte l'aspiration exercée sur les parois cardiaques.

De cette double modification dans la fonction du cœur résulte d'une part l'exagération apportée au cours du sang veineux, fait constaté par M. Toussaint dans les expériences sur la vitesse du sang dans la jugulaire, et d'autre part la diminution de la quantité du sang expulsé dans les artères.

Cette influence accélératrice pour le cours du sang veineux, rétardatrice pour le cours du sang artériel, peut et doit entrer en ligne de compte dans l'interprétation des phénomènes d'anémie périphérique ; mais elle ne joué qu'un rôle effacé dans leur production : nous avons vu en effet que l'excès de l'aspiration thoracique suffit à produire ces modifications périphériques.

δ. — *Importance des modifications circulatoires centrale et périphérique pour l'interprétation de certains phénomènes objectifs et subjectifs qui accompagnent la phase préparatoire du vomissement.* — Ces modifications de la circulation périphérique ne sont pas seulement appréciables aux appareils manométriques ; elles se révèlent par une série de phénomènes objectifs et subjectifs que nous allons rappeler ici, non pas tant pour les étudier en eux-mêmes que pour les rattacher à leur cause véritable. Parmi les phénomènes subjectifs dont l'interprétation est toujours si difficile, les sensations proprement dites (sensation de la nausée, anxiété épigastrique) échappent à l'analyse. Mais le sentiment de vertige, l'obnubilation des idées peuvent se rapporter très-naturellement à l'anémie cérébrale. La pâleur de la face et le refroidissement des extrémités marquent souvent le début de la nausée, ils sont les conséquences les plus simples de l'abaissement de la pression dans les vaisseaux périphériques ; lorsque cet abaissement est poussé à l'extrême, on peut avoir de véritables frissons, de même que si cette anémie passagère est plus marquée du côté de la tête, le malade peut avoir des défaillances. Un grand nombre des accidents nauséeux trouvent ainsi leur explication dans les troubles de la circulation ; il en est d'autres qui paraissent en être indépendants ; la salivation et la dilatation pupillaire. Certains physiologistes avaient essayé de relier d'une façon générale les changements de dimension de l'iris à des modifications circulatoires ; mais M. Franck (Société de Biologie, 3 août 1878) a montré que si l'iris, en sa qualité de tissu vasculaire, était en effet soumis aux variations de la circulation, la plupart de ses mouvements devaient être subordonnés à l'influence directe des nerfs sur les fibres musculaires lisses qui le composent.

Au moment de l'expulsion, les phénomènes vasculaires toujours en rapport avec l'état de la pression thoracique subissent des modifications nouvelles. Les pressions artérielle et veineuse s'élèvent, on voit alors se produire des accidents d'un ordre différent : exorbitis, larmoiement, ecchymoses conjonctivales, hémorrhagies cérébrales ou autres, accidents d'ordre tout à fait opposé à ceux de la période précédente.

Dans les deux phases du vomissement, on constate ainsi

qu'une partie des phénomènes concomitants n'est que la manifestation de troubles de la circulation périphérique ; et ceux-ci étant sous la dépendance des variations de la pression thoracique, on voit combien nous avons raison d'insister sur ses oscillations et de revendiquer pour elle un rôle qu'on ne songeait pas assez à lui assigner.

RÉSUMÉ ET CONCLUSIONS.

La recherche des différences qui existent entre le vomissement et l'effort a été le point de départ de notre travail. La détermination de ces différences, la délimitation des deux phases principales du vomissement, la notion exacte du moment où les aliments franchissent le cardia pour être ensuite rejetés, tels en sont les principaux résultats. Avant d'établir d'une façon catégorique les conclusions que nous croyons être en droit de déduire de notre étude, il est bon de jeter un regard d'ensemble sur le chemin parcouru et de vérifier dans une synthèse rapide si notre marche a été méthodique. Nous avons procédé par l'étude comparée des pressions dans les cavités que les matières du vomissement doivent traverser. Ces pressions une fois étudiées pendant la respiration régulière et pendant l'effort, nous avons abordé leur étude pendant le vomissement, prêt à signaler les modifications qu'il détermine, puisque nous pouvions toujours les comparer aux types normaux que nous venions d'apprendre à connaître. C'est alors que l'importance de l'aspiration thoracique qui commence et prépare le vomissement est venue se montrer : la constance de ce phénomène, les influences qui le modifient, les effets qu'il provoque ont été successivement recherchés. Le passage des aliments au cardia pendant cette période paraissait dès lors un fait absolument logique ; notre dernière préoccupation a été de le constater expérimentalement, et nous avons été assez heureux pour le faire. C'est à notre avis le fait essentiel de notre travail, celui qui le justifie et le complète. L'étude de quelques faits accessoires qui nous ont frappé, la vérification de théories ou d'expériences déjà anciennes ont tenu dans nos recherches une place secondaire, nous les ajoutons aux conclusions suivantes.

CONCLUSIONS.

1° Les actes mécaniques du vomissement se divisent en deux temps : passage du contenu de l'estomac dans l'œsophage, expulsion au dehors.

2° Le passage de ce contenu dans l'œsophage s'accomplit sous l'influence simultanée d'un excès de pression positive dans l'abdomen et de pression négative dans le thorax. Les inspirations forcées qui déterminent cet abaissement exagéré de pression dans la poitrine constituent le caractère le plus remarquable de ce premier temps du vomissement et doivent lui faire donner le nom de *phase d'aspiration thoracique*.

3° L'expulsion s'accomplit sous l'influence de pressions positives, exagérées, égales dans le thorax et l'abdomen ; le mécanisme de cette *phase d'expulsion* ne diffère pas celui de l'effort.

4° L'estomac et l'œsophage ne prennent qu'une part très-restreinte à ces phénomènes, le rôle actif appartient au diaphragme, aux muscles de la poitrine et de l'abdomen.

5° Un certain nombre de phénomènes accessoires du vomissement, tels que le ralentissement du pouls, la pâleur pendant la première phase ; les congestions, les hémorrhagies, pendant la seconde, s'expliquent par les modifications circulatoires qu'entraînent à leur suite les variations de la pression thoracique.

TABLE DES MATIÈRES.

Paris. — A. PARENT, imp. de la Faculté de Médecine, r. M.-le-Prince, 29-31.

Paris — A. Parent, imp. de la Faculté de Médecine, r. M.-le-Prince, 29-31.

www.ingramcontent.com/pod-product-compliance
Ingram Content Group UK Ltd.
Pitfield, Milton Keynes, MK11 3LW, UK
UKHW021106200726
13857UKWH00003B/1118

9 782012 957626